ぜひ知っておきたい

食品の寄生虫

村田以和夫 著

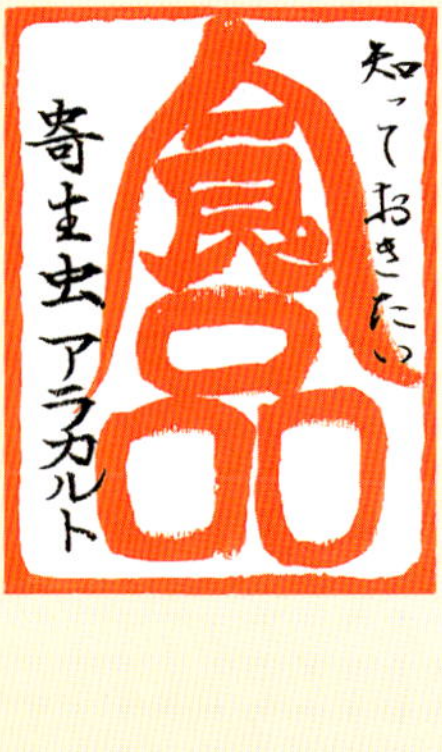

幸書房

原 虫 類

ランブル鞭毛虫（ジアルジア）

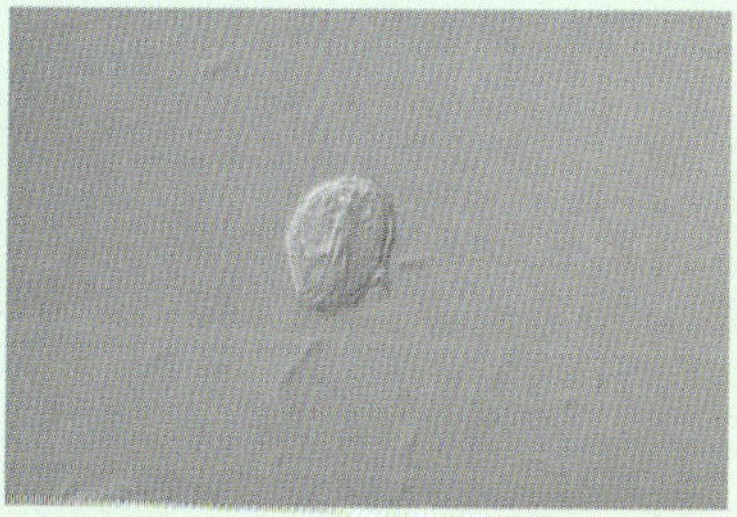

▲微分干渉装置付顕微鏡撮影

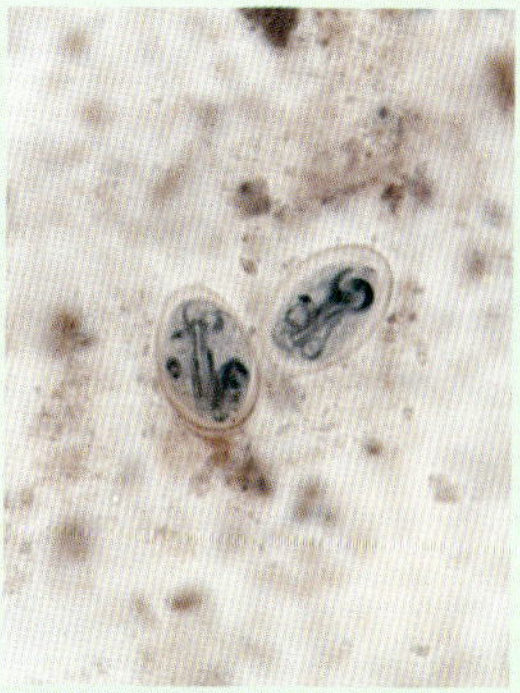

▲▼嚢子型（シスト）

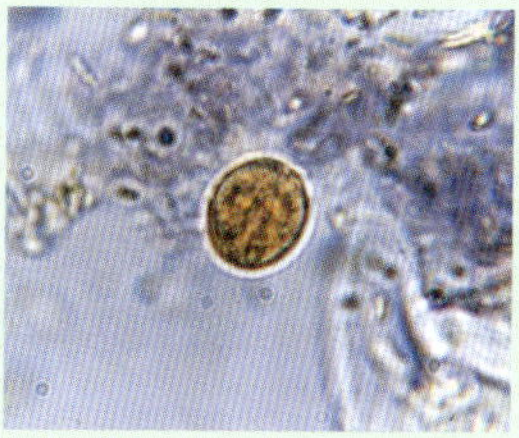

赤痢アメーバ

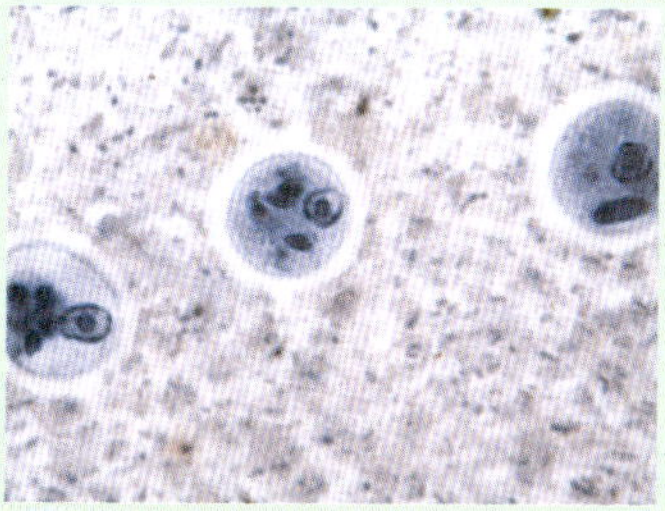

▲嚢子型（シスト）

▶栄養型

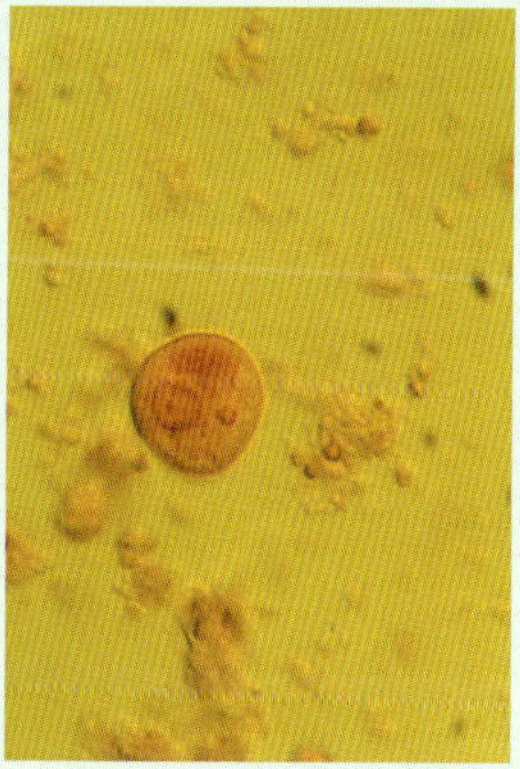

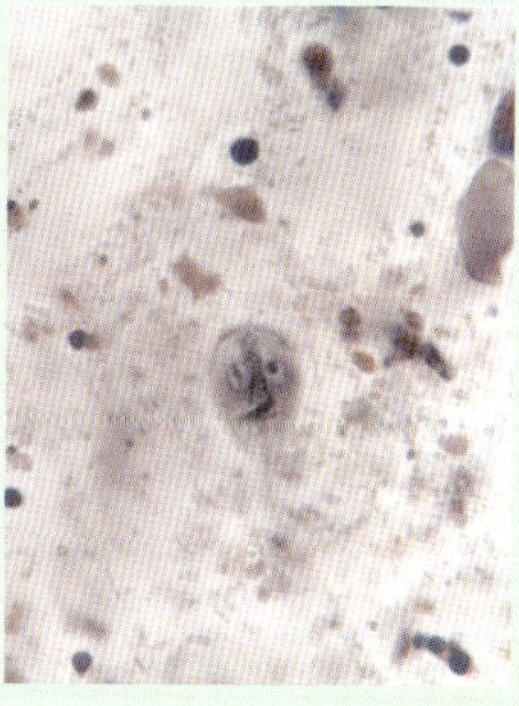

▲栄養型

原　虫　類

クリプトスポリジウム

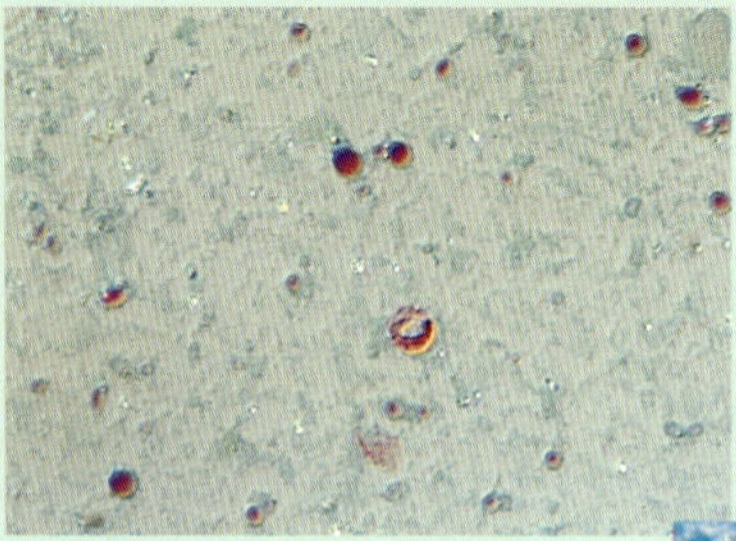

◀オーシスト（抗酸染色，微分干渉装置付顕微鏡撮影）

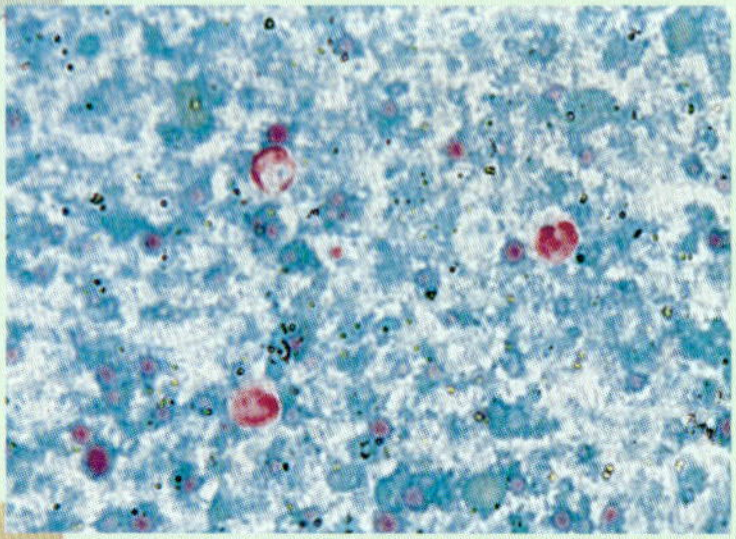

オーシスト（抗酸染色）▶

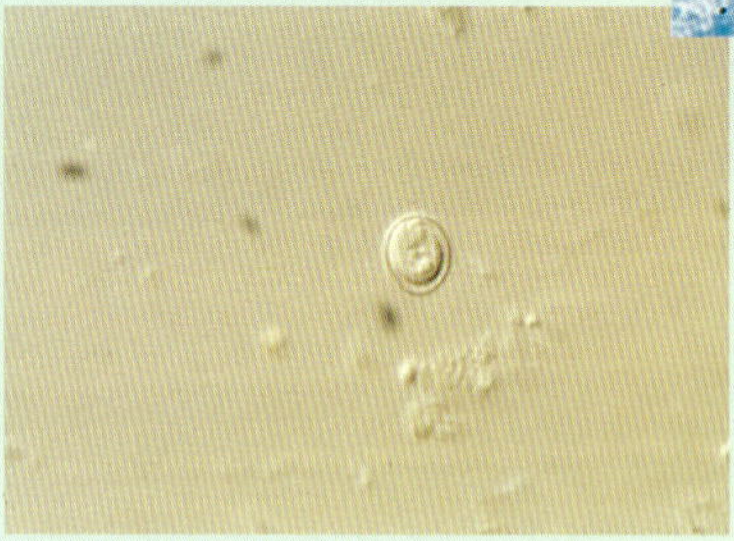

◀オーシスト（微分干渉装置付顕微鏡撮影）

サイクロスポーラ

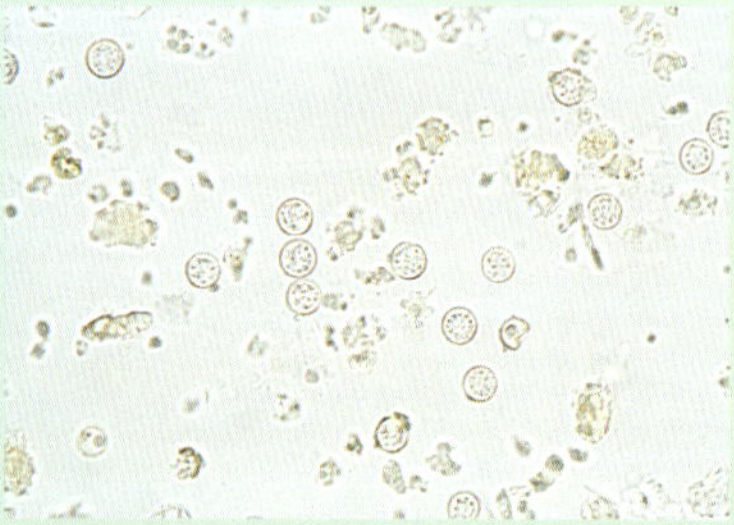

◀未成熟オーシスト

線 虫 類

回 虫

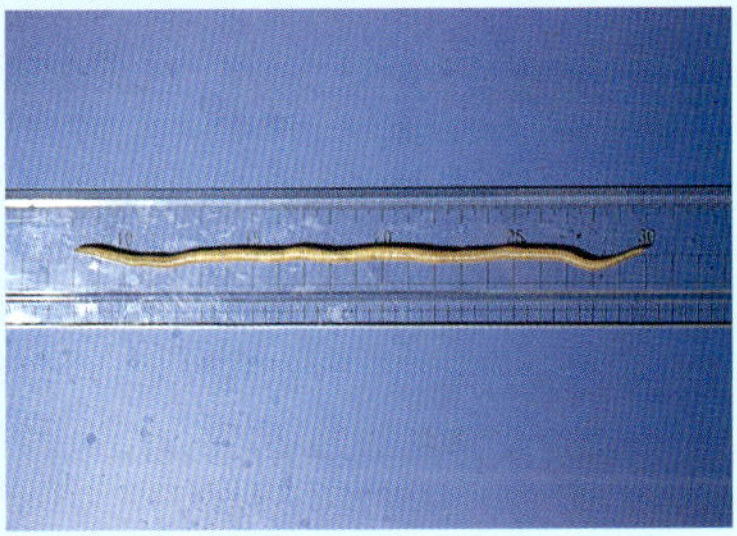

▲成虫，雌（体長22.5cm，体幅0.7cm）

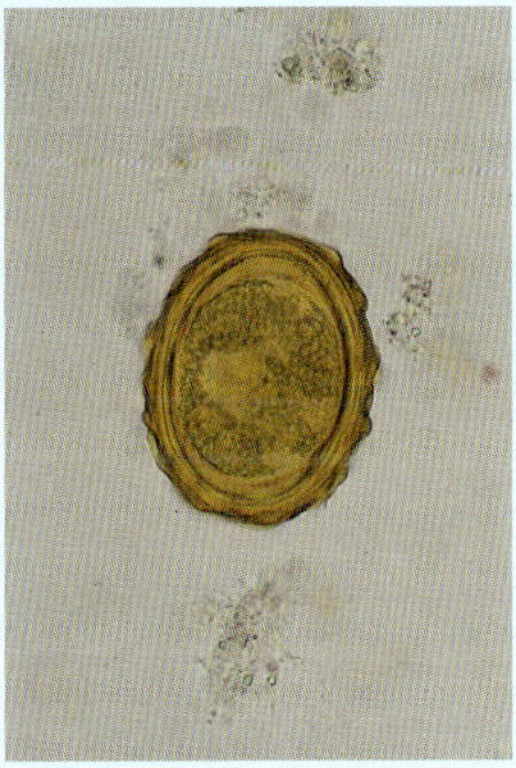

▲虫 卵

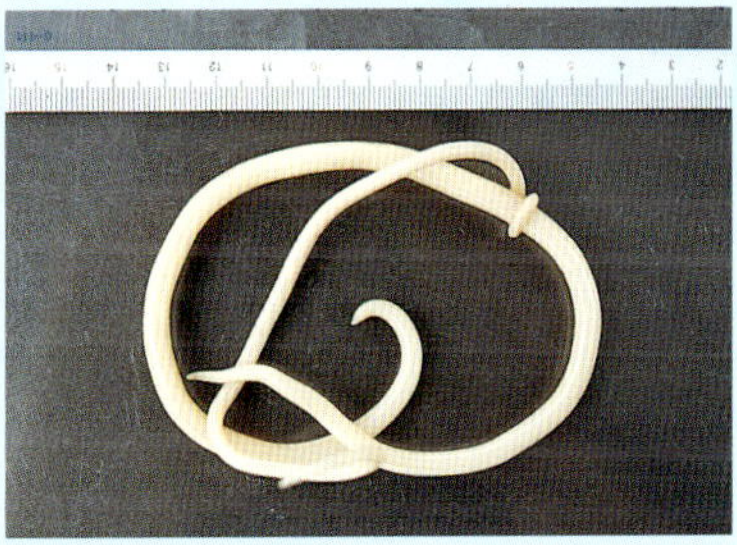

▲雌雄交接の様子

鞭 虫 卵

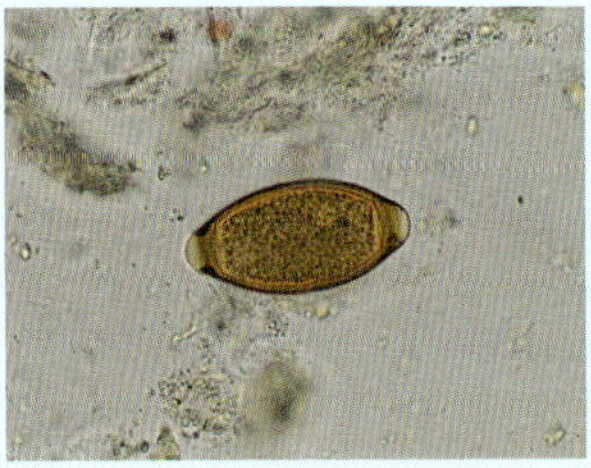

鉤 虫 卵

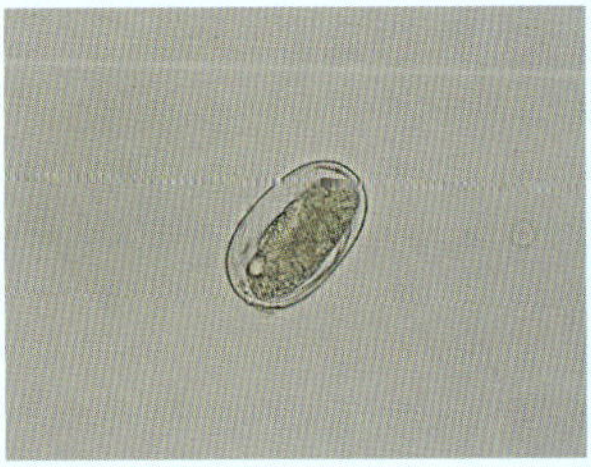

条 虫 類

無鉤条虫（嚢虫）

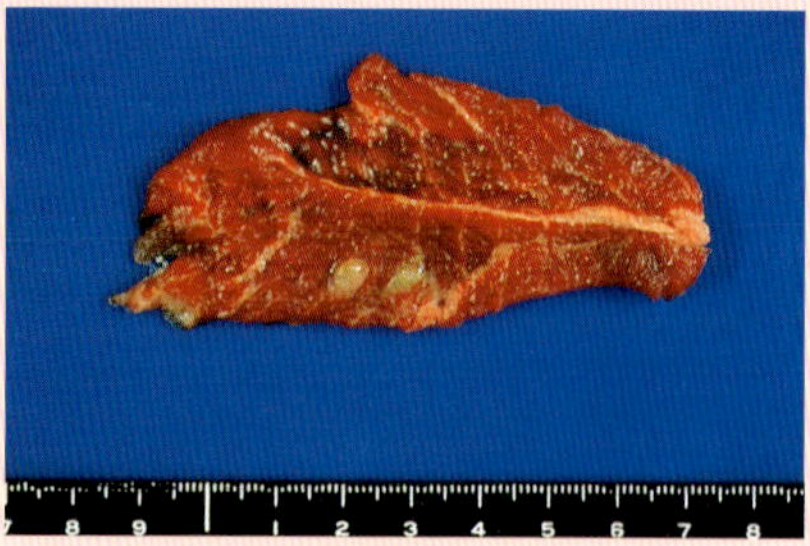

◀ウシのカルビ部分の嚢虫

日本海裂頭条虫（プレロセルコイド）

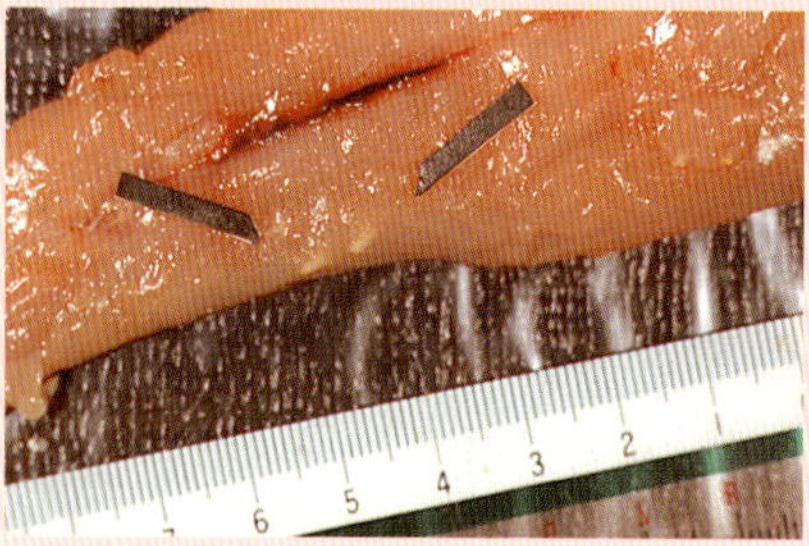

◀サクラマス筋肉内の幼虫
（写真中央，2つの黄色部分）

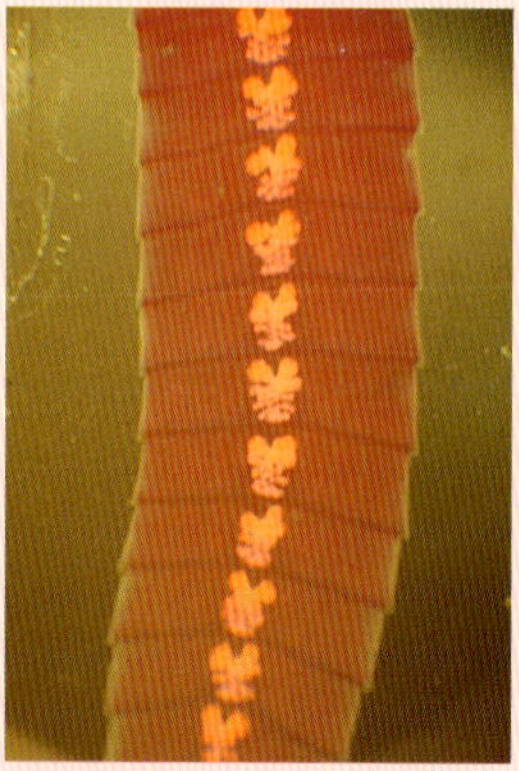

▲成熟片節（圧平染色標本，体幅8mm，実体顕微鏡写真）

米子裂頭条虫

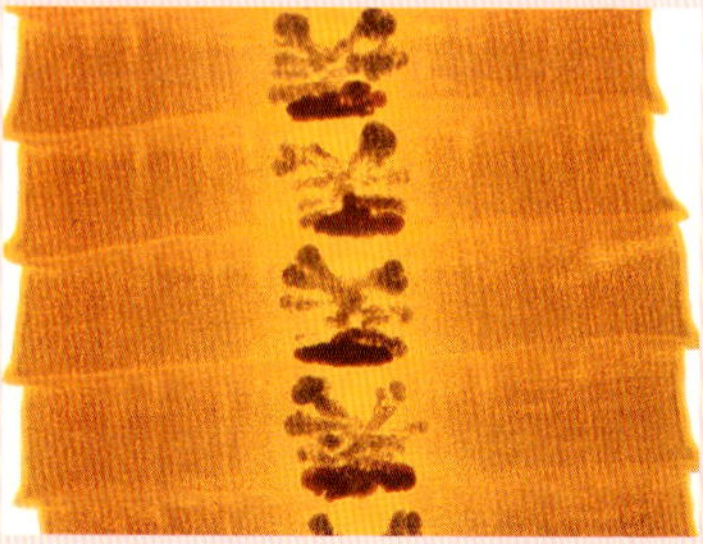

▲成熟片節（体幅7～10mm）

条　虫　類

大複殖門条虫

成熟片節（体長7.5mm，体幅4～8mm）▶

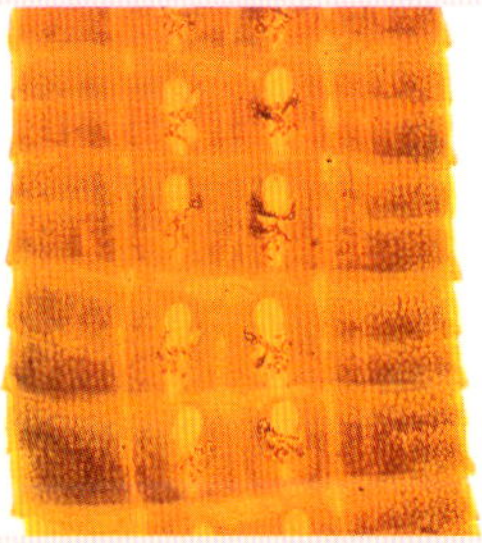

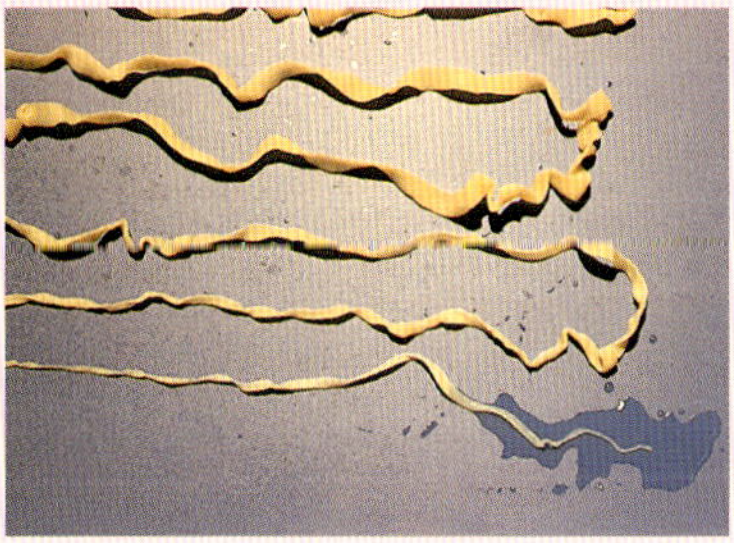

▲成　虫

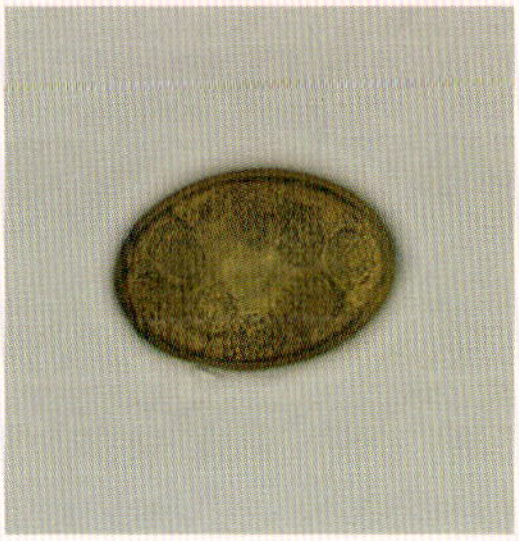

虫　卵▶

吸　虫　類

横川吸虫

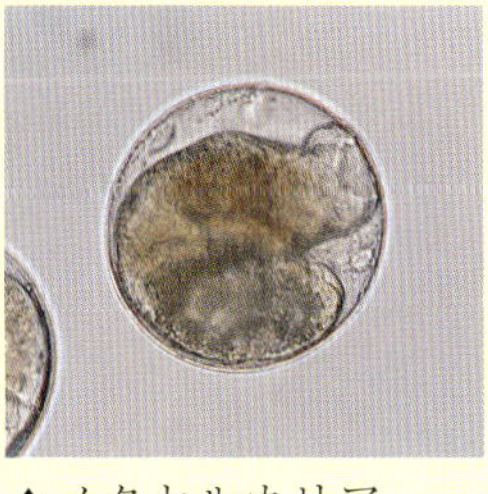

▲メタセルカリア

肝　蛭　卵

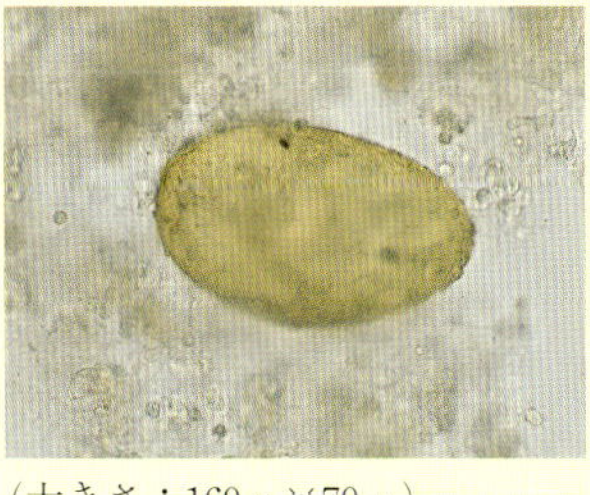

（大きさ：160μ×70μ）

はしがき

私たちは日常、「腹の虫が治まらない」とか、「虫が好かない」とか「虫も付かない」とか「虫ずが走る」などとよく使っています。

日本語の言い回しに使われる虫は、どうも嫌われ者のようです。

確かにファーブルの『昆虫記』を読んでみると、フンコロガシの観察や人間との関係なんか愛情を持って観察していなくてはあんな風にはかけませんよね。

今、私はこの本を買ってくださった読者の皆様に愛を込めて、嫌われ者の寄生虫が、食品を介して人体に感染し、なぜ不快な症状を引き起こすのか、またどうしたら寄生虫の感染を防ぎ、安全なグルメを楽しむことができるのかについて、寄生虫と生活環境・ヒトと寄生虫の化かし合い戦略を解説しながら、正しい知識を身につけていただきたいと考えています。

なぜならば、この世界からばい菌はおろか寄生虫を根絶やしにすることなど絶対にできない以上、賢い食生活を通じて、自ら寄生虫感染を予防することが大切だからです。

最初にお話しするのは、寄生虫が七〇から八〇％の日本人に感染していた時代、それも江戸時代とか平安時代のことではなく、昭和二十年から三十年代のお話です。

今から考えてみると、広く国民病と言われた病気は、結核と寄生虫症だったとは驚きです。昭和二十年八月の終戦から一ヶ月後、厚木飛行場に降り立った連合軍最高司令官ダグラス・マッカーサーがＧＨＱで執務を開始してすぐに、最も怖がったことは、駐留軍将兵の寄生虫や結核などの感染症による消耗だったというのですから、これまた驚きです。

駐留軍の食料はほとんどアメリカ本国からの食料（糧秣(りようまつ)）でしたが、水と生鮮食料品、特に野菜類は日本で調達しなければなりませんでした。

そのころ、日本には化学肥料なんてものはありませんでした。人糞を堆肥にして田畑にまくというのが、古来伝統的な農法で、文字通り今再びブームを呼んでいる「無農薬・有機栽培」しかありませんでした。敗戦国のジャップ・イエローモンキーの屎尿(しにょう)で育ったサラダを食べる米軍の屈辱と無念さはいかばかりか、想像するだけでもクスクスものです。

戦後の混乱期は、回虫・鉤虫(こうちゆう)・鞭虫(べんちゆう)・肝吸虫・日本住血吸虫など日本に土着の寄生虫のほか、中国大陸や東南アジアの熱帯・亜熱帯地方に土着するマラリアや赤痢アメーバなどの原虫症が復員軍人達と一緒に上陸して、大変な広がりを見せました。

もちろん、赤痢やコレラ・発疹チフスなどの伝染病も蔓延して、大混乱となりました。

そんな中で、伝染病の予防薬と称して青酸化合物を帝国銀行椎名町支店に持ち込んで、保健所職員になりすました犯人が自ら飲み方を示し、銀行員を毒殺するという事件が起こりました。これが、伝染病パニックの東京で起こった、あの有名な帝銀事件です。

銀行員が何の疑いもなしに、予防内服を行った事実を見ても、伝染病がすぐそこまで迫っている恐怖感を抱いていたことがわかります。

このころには、伝染病の特効薬としてすでにペニシリンが輸入され、驚異的な治療効果を発揮していましたが、ワクチンや予防内服用の薬および寄生虫の効果的な駆虫薬などは、まだ普及していませんでした。

ウイルスの本体すらわからない時代であっても、南方のジャングルや湿地帯に棲(す)む蚊(か)の吸血によって伝播されるデング熱やマラリア・フィラリア症も数多く上陸していました。

当然ながら、昨今、流行(はや)りの肝炎ウイルスも存在したと思われますが、まだまだ、ウイルスと言う言葉すら定着しておらず、濾過性(ろかせい)病毒と呼ばれた時代ですから、何とも言えません。

かつて、二〇年前に私が国際協力事業団の専門家としてフィリピンのレイテ島に一年間派遣されていたときのことですが、旧日本軍の戦跡慰霊団の老人とそのお孫さんが訪れて、旅行日程を共に過ごし、同じ食事をしながら、お孫さんだけがA型肝炎に感染した例を記憶しています。おそらく、罹(かか)らなかったお爺さんはかつて南方転戦中に一度は感染して終生免疫ができていたのではないかと思われます。

レイテ島の住民は、寄生虫やA型肝炎や伝染性の下痢症を恐れて、今でも生野菜を口にすることはありません。そんなわけで、現地の食生活の習慣をかいま見るだけで、恐れている感染症が古くからあったものと想像できます。ことほど左様に、食生活のありようと寄生虫・感染症との密接な関係を知ることは私たちの健康に欠くことができない知識と言えましょう。

今回、幸書房の企画により本書を出版するにあたり、調理法のポイントを含めて、できるだけ、やさしく、面白く、しかも、なるほどと寄生虫のあれこれを理解されるように筆を進めたいと思います。

目次

第一章　あんな虫・こんな虫・小さな虫・長くてでかい虫……1
一・一　魚から感染する寄生虫　2
一・二　食肉から感染する寄生虫　4
一・三　寄生虫卵で汚染された土壌や水または野菜・果実から感染する寄生虫　11
一・四　水辺の野草・薬草・果実などから感染する寄生虫　14
一・五　飲料水や生食用野菜・果実を汚染して感染する原虫　17
第二章　寄生虫とヒトとの永い永いおつきあい……23
二・一　原始地球の生命の誕生と寄生体の始まり　24
二・二　人類の進化と寄生虫との関わり　28
二・三　グレートジャーニー・モンゴロイドの旅に鉤虫は同伴したか？　その軌跡を追う　31

二・四　寄生虫と宿主の相性……宿主適合性の謎　36

第三章　寄生虫の免疫・感染防御機構攪乱戦術……………………………45

三・一　寄生虫ワクチンでヒトを免疫しても感染防御できない仕組み　46
三・二　食品由来の寄生虫の感染が成立する理由　52
三・三　寄生虫は宿主の好みがうるさい　58
(一)　幼虫期に選り好みが激しいもの　59
(二)　成虫期に選り好みが激しいもの　59
(1)　広東住血線虫　59
(2)　アニサキス　61
(三)　中間宿主を選り好みしたうえに、ヒトの腸管でしか成虫にならない寄生虫　64
(1)　有鉤条虫・有鉤嚢虫　64
(2)　無鉤条虫・無鉤嚢虫　65
(四)　キタキツネとイヌ科の動物でのみ成虫になれるエキノコックス（幼虫）　67
(1)　多包条虫・多包虫（幼虫）　67
(2)　単包条虫・単包虫（幼虫）　69

第四章　寄生虫の涙ぐましい性生活を覗く……71
四・一　雌雄異体の寄生虫の性生活　72
四・二　雌雄同体の寄生虫の性生活　73
四・三　寄生世代は雌・自由生活だけ雌雄異体の性生活　75
四・四　弱く貧しいものほど多産の秘密　76
第五章　寄生虫の栄養要求と吸収のメカニズム……81
五・一　条　虫　類　82
五・二　吸　虫　類　84
五・三　線　虫　類　86
五・四　原　虫　類　89
五・五　駆虫薬の開発研究　90
(一)　涙ぐましい研究の始まり　92
(二)　植物由来の駆虫薬探し　94
(三)　各種スパイスへの挑戦　98

（四）アニサキスを長生きさせて、元気を回復させる方法　102

第六章　空飛ぶ寄生虫の謎を解く……………………………………105
六・一　フィリピン毛頭虫　106
六・二　アニサキス　107
六・三　日本海裂頭条虫・広節裂頭条虫　111
六・四　顎口虫　113
六・五　野獣肉・ゲームミート、おみやげ用のステーキ肉　114

第七章　寄生虫の代謝産物がアレルギーを防ぐという「藤田学説」とは……117
七・一　寄生虫の感染率の激減と花粉症の増加についての状況証拠　118
七・二　藤田学説がヨーロッパで改めて注目された理由　119
七・三　寄生虫以外の感染症による免疫機構の発現　122
七・四　アレルギーの体液性免疫と結核の細胞性免疫機構の中間型　125
七・五　一筋縄ではいかないアレルギーの謎にせまる　130

第八章　食品を介して感染する寄生虫の防除対策……135
八・一　食品汚染の防止法　136
八・二　加熱調理技術　138
八・三　冷凍保存技術　138
八・四　食品加工技術　142
八・五　食品および水を介して感染する寄生虫　145
八・六　知っておきたい寄生虫症の疫学・発生状況　148
（一）ヒトの輸入寄生虫（症）　148
（二）国内産または輸入食品媒介寄生虫（症）　155
(1)　肉・生鮮魚介類から感染する寄生虫症　156
(a)　アニサキス症　156
(b)　旋尾線虫症　160
(c)　条　虫　症　161
(d)　多包虫（エキノコックス）症　163
(e)　顎口虫症　165
(f)　肺吸虫症　169

(g) 消化器系の吸虫類 170
(2) 山野草・ゲテモノから感染する寄生虫症 173
(3) 食品汚染により感染する寄生虫症 174
(a) イヌ・ネコ・ブタ回虫の幼線虫移行症 174
(4) 水系または食品媒介の原虫症例 178
(a) クリプトスポリジウムによる集団下痢症 178
(b) トキソプラズマ症 179
(c) 赤痢アメーバ症 181
文　献 183
参考図書 187
あとがき 189

第一章　あんな虫・こんな虫・小さな虫・長くてでかい虫

一・一　魚から感染する寄生虫

世界中で食される魚介類の種類は約五、〇〇〇種で、魚に寄生する寄生虫はおよそ一万種はあろうかといわれています。しかしながら、ほとんどは魚介類固有の寄生虫で、人体に悪影響を及ぼさないもので、ことによると、知らないうちに焼いたり、煮たりして食べてしまい、消化吸収されて栄養源となっているかもしれません。例えば、サンマの赤虫と一般に呼ばれるピンクの三センチメートル位の鉤頭虫（こうとうちゅう）は、苦い内臓まで好んで食べる人にとってはタンパク源となっているはずです。

魚介類から人体に感染する寄生虫の種類は二十数種と言われていますので、まずこれだけを知っていれば大丈夫です。サケ・マスの生食によって感染する広節（こうせつ）（日本海）裂頭条虫（れっとうじょうちゅう）は成長すると一〇メートルにもなって一部は肛門からビローンとぶら下がってきます。

また、アニサキスはタラ・サバ・ニシンやスルメイカなど私たちが常日頃口にする大衆魚に寄生する二センチメートル位の細長い幼線虫ですが、この二種類の寄生虫に感染したヒトの感染症例だけでも、年間に二、〇〇〇例以上が学会などで報告され、テレビや新聞などマスコミが注目し、警鐘を鳴らしています。

これら報告症例数は実は氷山の一角で、本当は、この数の五ないし十倍の患者がいてもおかしくないと言われています。アニサキス幼虫が胃壁や腸壁に突き刺さることによる痛みは強烈で、私の友人の一人は、男の人ですが、アニサキス症の痛みは、一〇分間隔で胃袋がわしづかみにされたような、あたかも陣痛を思わせる痛みだと解説しています。このように、救急車で病院に運ばれるような「急性劇症型」の患者しか報告されません。症状が弱く、慢性に経過した人の中には、時に成人病検査で腸に腫れ物が認められて、腫瘍やガンと間違われることもあります。虫の活力が弱いとか、初めての感染の場合は、一過性の鈍痛程度で、翌日の便に自然に出てしまい、治ってしまう場合の方が多いのです。このような場合には、診療記録も統計にも数字は残りません。

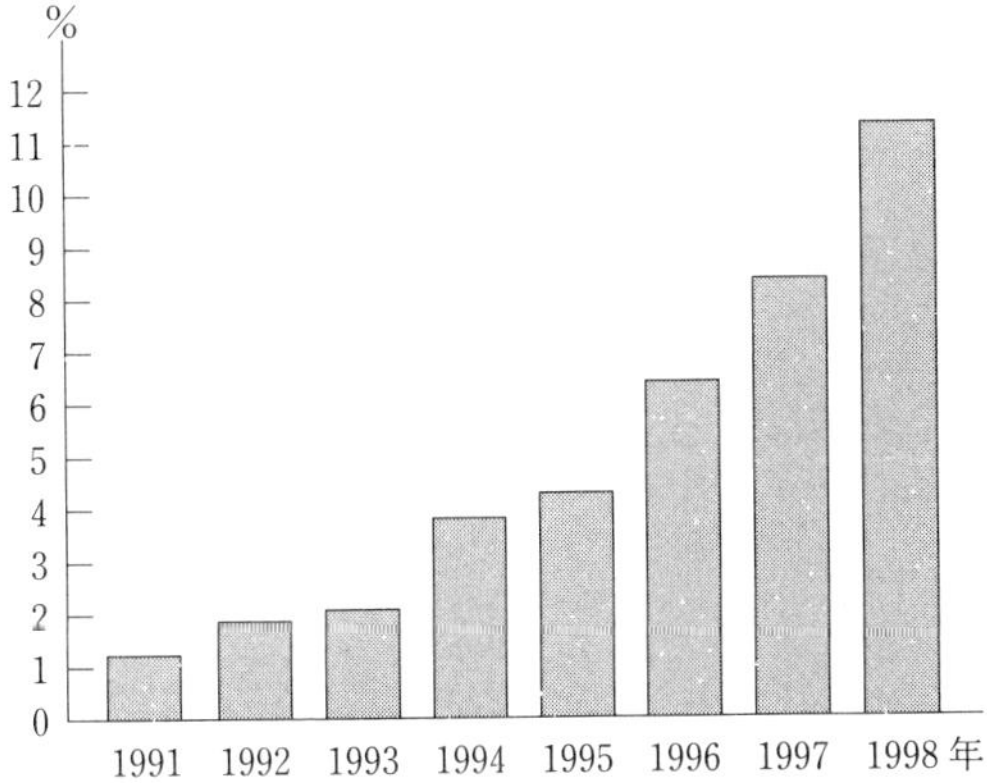

図 1·1　寄生虫虫卵陽性率の年次推移
（三井記念病院データ）

　このほか、淡水魚の生食によって感染する寄生虫症として、アユやシラウオから感染する横川吸虫症が増えてきています。東京の三井記念病院の報告では、一九九一年以来、人間ドック受診者の寄生虫の陽性率は、一九九一年の一％台から一九九六年には六％台、そして一九九七年には八％台、一九九八年の暮れには実に一一・二％と急上昇しています。寄生虫の内訳は、横川吸虫が五六％を占め、次いでランブル鞭毛虫（べんもうちゅう）（ジアルジア）が二三％、肝吸虫が一三％の順で、この三種の寄生虫だけで九二%を占めています。ここの人間ドックの受診者は、一流企業の重役さんなど高級な料亭を利用される機会の多い、いわばハイソサエティに属する人が主流となっていることが特徴です。

この横川吸虫は、成虫でも一・五ミリメートル程度と小さく、何百匹も感染しなくては自覚症状はありません。古くから一部の湖畔や河川に沿った市町村の住民検診で、四〇から八〇%と高率に横川吸虫卵が検出される地域のあることが報告されています。東京都民になぜ増えているのかの謎解きをしてみたいと思いますし、また、ドジョウの躍(おど)り食いで感染する顎口虫(がっこうちゅう)など変わった虫についても後の章で述べます。

最近、これらのあまり聞き慣れない寄生虫について報道がなされ、消費者の関心が高まったことによって、私にもたびたびテレビ出演の依頼があって、コメントを求められる機会が増えてきました。実際、ホタルイカの刺身を食べて旋尾線虫(せんびせんちゅう)の幼虫が感染して、腕や腹壁にみみず腫(ば)れができたという症例が発表された時には、生産地の漁協が出荷を見合わせるなど大騒ぎになったこともありました。

一・二　食肉から感染する寄生虫

私たちが日常に消費する肉類としては、ウシ・ブタ・ヒツジ・ウマ・ニワトリ・アヒル・アイガモの肉が一般的で、中にはゲームミートと呼ばれる野生の獣肉すなわち、クマ・イノシシ・シカ・ウサギ・キジ・ハト・ホロホロチョウ・ダチョウ・ワニなどがフランス料理やエスニック料理に使われ、最近では、アレルギー疾患を防ぐための献立にも多用されるようになってきました。

中国料理で「食べない四つ足は机ぐらい」といわれるほど、どんなものでも食材にされます。しかし、家畜寄生虫学の教科書でいろいろな家畜に固有の寄生虫が記載されていますが、注意しなくてはいけない寄生虫は、表1・1に示される五十数種の人畜共通の寄生虫です。

特に、牛肉の中に潜む小豆粒ぐらいの水疱状の無鉤嚢虫（幼虫）を加熱不十分で食べて感染し、六ないし七メートルに成長する無鉤条虫や、豚肉の中に潜む有鉤嚢虫（幼虫）を生焼けの状態で食べて感染して、やはり五から六メートルにまで成長する有鉤条虫が有名です。

最近、輸入物の牛肉や肉用牛が大変に増えています。一部、外国産の子牛を輸入して、地方で肥育し、「なになに牛」と銘打って販売しているモノもあります。数年前に、外国人労働者を雇ってウシの世話をさせていた神奈川県下の和牛牧場で、いっきに六〇頭以上の和牛が、虫卵に汚染された牧草や配合飼料から感染し、全身に水疱状の無鉤嚢虫が広がって、食肉センターで廃棄処分を受けた事例が発生しました。食用とならないウシ、一頭二百万円以上もする黒毛和種六〇頭ですから、一億円以上の損失を出したことになります。

ヒトでは、豚肉の中の嚢虫を食べて有鉤条虫にまで成長する場合と、ヒトの糞の中に排泄された虫卵で汚染された食品から感染する有鉤嚢虫（水疱状の幼虫）が体中に散らばる症例があります。

表 1·1　食品媒介の人畜共通寄生虫　（食品寄生虫ハンドブックより）

分類上の位置		対象食品	感染時の虫の形	ヒトでの寄生部位	主な症状
原虫類	赤痢アメーバ	水や野菜	嚢子（付着，混入）	大腸，転移で肝臓	下痢，血便，肝嚢瘍
	ランブル鞭毛虫	〃	〃	十二指腸，胆管	腹痛，下痢
	クリプトスポリジウム	〃	オーシスト	大腸	〃
	サイクロスポーラ	〃	〃	〃	〃
	戦争イソスポーラ	〃	〃	〃	〃
	トキソプラズマ	肉類	嚢子・増殖型虫体	各臓器	発熱，発疹，髄膜炎，リンパ管炎
吸虫類	肝吸虫	コイ科の魚	被嚢幼虫（筋肉）	胆管	黄疸，肝腫大，肝肥大
	タイ肝吸虫	〃	〃	〃	〃
	横川吸虫	アユ，シラウオ	〃（鱗，筋肉）	腸管	腹痛，下痢
	有害異形吸虫	汽水魚	〃	〃	〃
	前腸異形吸虫	〃	〃	〃	〃
	鎌形異形吸虫	〃	〃	〃	〃
	棘口吸虫類	ドジョウ，タニシ	〃（内臓）	〃	悪寒，胃部不快感
	ウェステルマン肺吸虫	モクズガニ，イノシシ肉	〃（エラ，筋肉）	肺，まれに脳内に迷入	咳，血痰，てんかん様発作
	宮崎肺吸虫	サワガニ	〃（内臓）	胸（幼若虫）	気胸，胸水貯留
	肝蛭	野菜（セリ，タガラシ）	〃	胆管	腹痛，発熱，肝腫大
	肥大吸虫	野菜（ヒシの実）	〃	小腸	腹痛，下痢
	クリノストマム	ドジョウ，フナ	〃（筋肉）	咽喉頭部	咳，咽喉頭部の刺激，微熱
条虫類	日本海裂頭条虫	海産魚類（サケ，マス）	プレロセルコイド(幼虫)	腸管	悪寒，食欲不振，腹痛
	広節裂頭条虫	魚類	〃	〃	悪寒，下痢，悪性貧血
	太平洋裂頭条虫	海産魚類	〃	〃	腹痛，悪寒，下痢
	米子裂頭条虫	不明	〃	〃	〃
	カメロン裂頭条虫	〃	〃	〃	〃
	大複殖門条虫	〃	〃	〃	〃
	マンソン裂頭条虫	は虫類，両生類	〃	皮下，まれに内臓（幼虫），腸管（成虫）	移動性の腫瘤，失明（幼虫），下痢

有線条虫	は虫類，両生類	テトラシリジウム	腸管	排出時の不快感
無鉤条虫	牛肉	無鉤嚢虫	〃	消化器障害，不快感
有鉤条虫（有鉤嚢虫）	豚肉類，水・野菜	有鉤嚢虫，虫卵	腸管，各組織（有鉤嚢虫）	腹痛，下痢，筋肉痛，てんかん様発作
単包条虫（単包虫）	野菜・水	六鉤幼虫を含む虫卵	肝，まれに肺やその他の臓器	肝腫大，腹水貯留
多包条虫（多包虫）	〃	〃	〃	〃
イヌ条虫	イヌノミ	プレロセルコイド(幼虫)	腸管	下痢，腹痛
サル条虫	ホコリダニ	〃	〃	〃
縮小条虫	イヌノミ，ネコノミ	〃	〃	〃
小形条虫	〃	〃	〃	〃
線虫類　ブタ回虫	野菜類・土壌	完熟幼虫包蔵卵	腸管	腹痛
イヌ・ネコ回虫	〃	〃	体内の各臓器	肝腫大，白血球増大
アライグマ回虫	〃	〃		神経症状
イヌ鞭虫	〃	〃	腸管	下痢，腹痛
ズビニ鉤虫	野菜	感染幼虫	〃	貧血，めまい，息切れ，下痢
イヌ・ネコ鉤虫	〃	〃	皮膚下	皮膚爬行症
東洋毛様線虫	〃	〃	腸管	腹痛，下痢
有棘顎口虫	淡水魚（ライギョなどの魚類）	Ⅲ期幼虫	皮下，まれに各臓器（幼虫）	移動性腫瘤，皮膚爬行症
剛棘顎口虫	〃（輸入ドジョウ）	〃	〃	皮膚爬行症
日本顎口虫	〃（ドジョウ，ナマズ）	〃	〃	〃
ドロレス顎口虫	〃（ヘビ類，イワナ）	〃	〃	〃
フィリピン毛細線虫	ハゼ科の魚類	幼虫包蔵卵	小腸	腹水，水様性下痢，体重減少
アニサキス	海産魚（タラ，サバなど）	Ⅲ期幼虫	胃，腸（幼虫）	腹痛，悪寒，嘔吐
シュードテラノバ	〃（オヒョウなど）	〃	胃（幼虫）	〃
旋尾線虫類	〃（ホタルイカ）	〃	皮下，腸（幼虫）	皮膚爬行症，イレウス
旋毛虫	ブタ，クマ，ウマ	幼虫（トリヒナ）	各横紋筋	胃腸障害，悪寒，発熱，筋肉痛
肝毛細線虫	げっ歯類	幼虫包蔵卵	肝臓	肝腫大
広東住血線虫	カタツムリ，ナメクジ	Ⅲ期幼虫	脊髄，脳	髄膜脳炎様症状

表 1·2 輸入牛からの寄生虫感染報告

輸入国（日本での発見地）	寄生虫種	寄生率（寄生部位）	報告者
オーストラリア（東　京）	単包虫	27/66 (40.9)（肺，心，肝）（横隔膜）（原頭節，胚芽層はなし）	竜田ら，1984
	Onchocerca linealis	21/66 (31.8)（皮下結節）	
オーストラリア（埼　玉）	単包虫	94/120 (78.3)（肺，肝，腎）（肝臓に原頭節 1 個）	三田ら，1984
オーストラリア（岐　阜）	単包虫	20/28 (71.4)（肺，肝）（原頭節，胚芽層はなし）	Sasaki *et al.*, 1984

また、水泡状の幼虫を含む牛肉のレアステーキや「たたき」を食べて感染し、成虫にまで発育する無鉤条虫症は主に海外旅行者に多く見られます。中国や東南アジアの国々では、ヒトとブタが生活を共にすることが多く、ブタの虫卵が水や食べ物に混入して嚢虫症を引き起こしたり、生焼けの豚肉から幼虫が感染し、成虫にまで発育する例が多いのです。中には、海外渡航歴を持たない十五歳の少年からこの条虫の体節（きれはし）が見つかったこともあります。この例は、輸入牛肉からの国内感染例だと思います。ことによると、国産の牛肉または氷温で持ち込まれる外国みやげのステーキ肉にも幼虫が見つからないで潜んでいたのかもしれません。一方、輸入の豚肉は、輸出国の検査を済ませた上に、急速冷凍したカット肉しか輸入されていませんから、まずは安心です。

野生動物の肉から感染する寄生虫としては、アメリカでは、射殺されたアメリカライオン（ピューマ）の薫製肉を食べて何人もの人がトリヒナ（旋毛虫(せんもうちゅう)）に感染した例が報告されたり、ヨーロッパや中央アジアでは、馬肉からトリヒナに感染した例

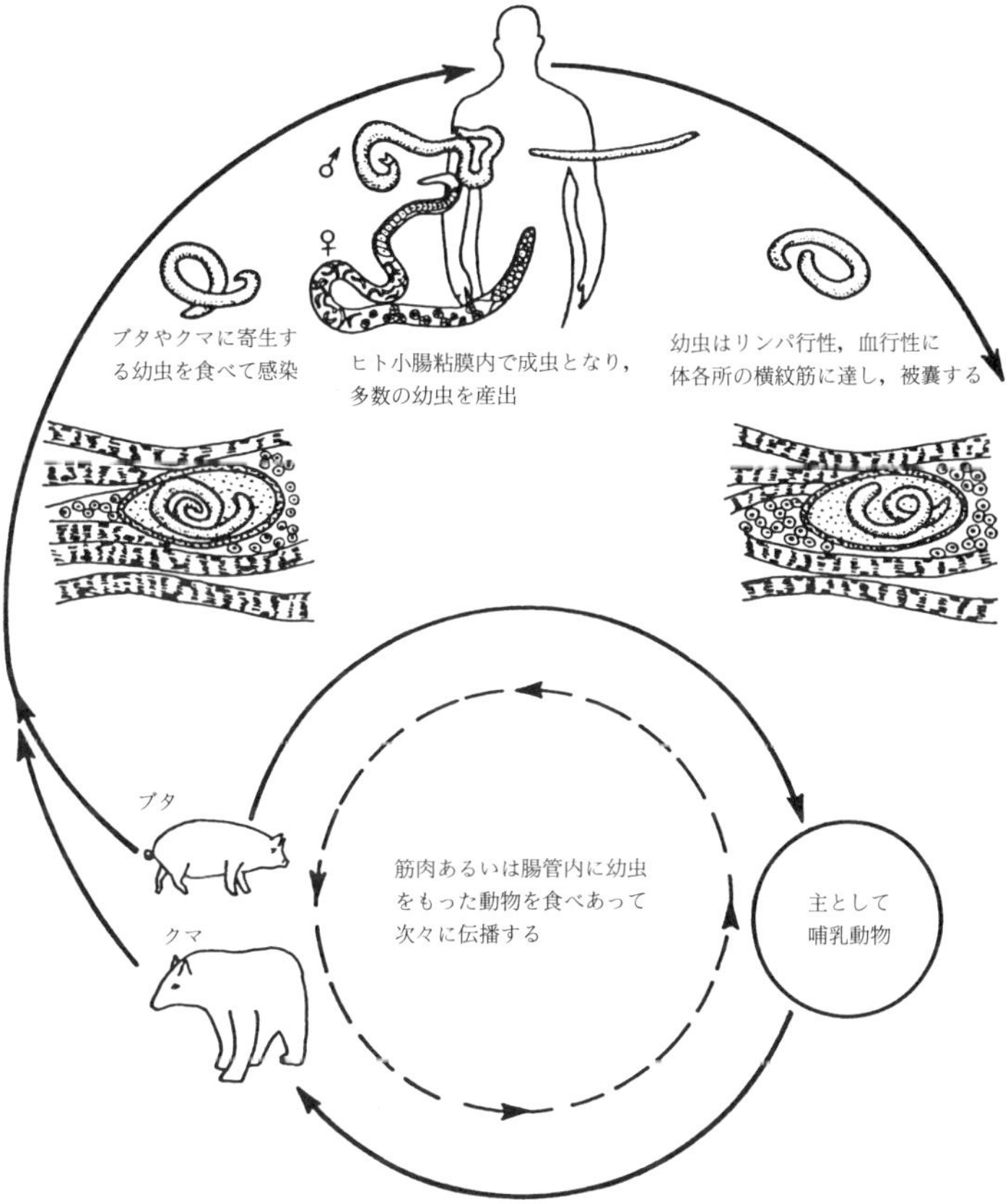

図 1･2　旋毛虫の生活史（Gould, 1970）

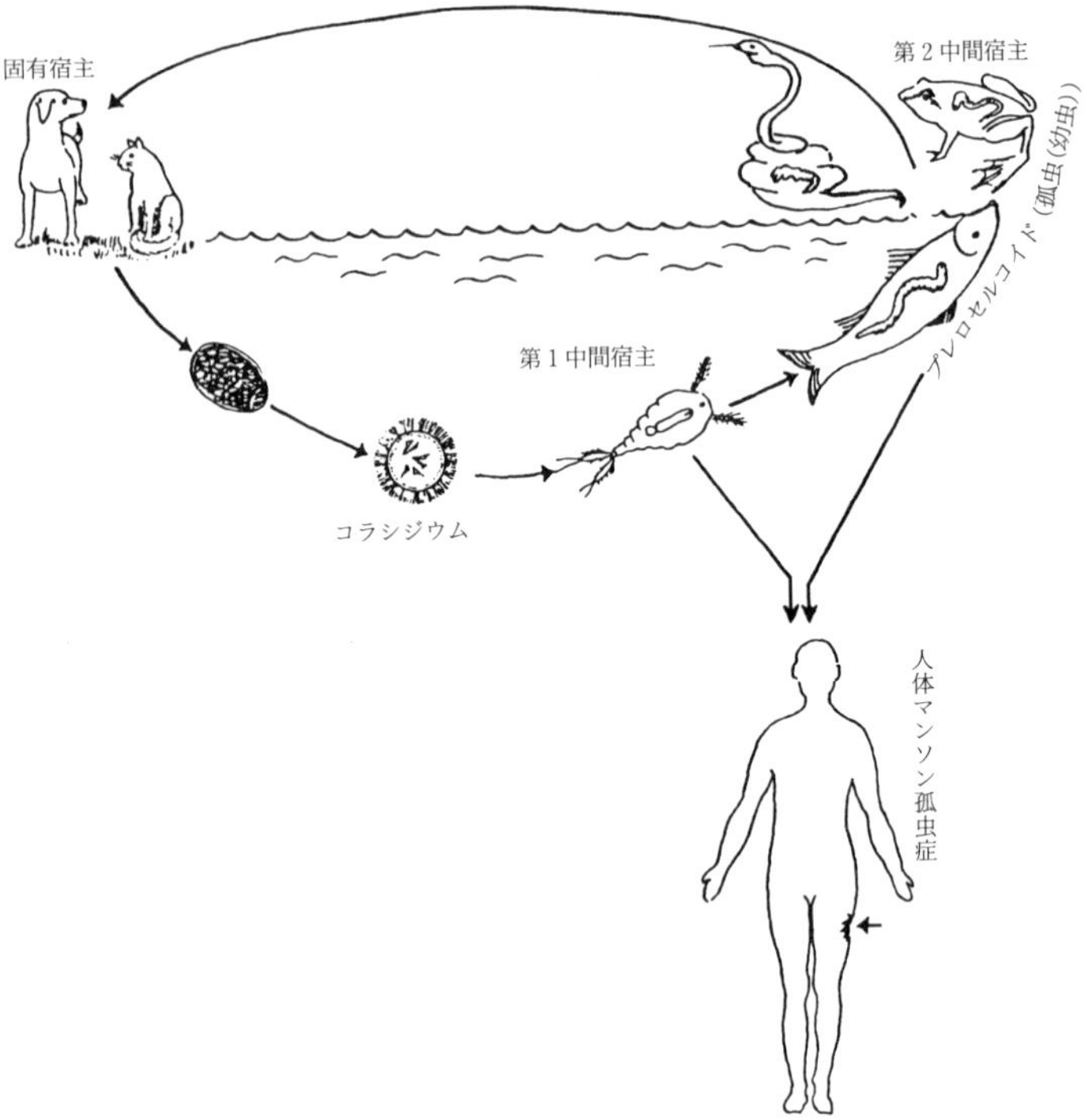

図 1·3 マンソン裂頭条虫の生活史とヒトへの感染ルート
(Jefferey and Leach, 1966. 一部加筆)

が報告されています。

我が国では、二〇年ほど前に、ツキノワグマの刺身を食べてトリヒナ症に罹（かか）り発熱や倦怠、筋肉痛などの症状を訴える患者がまとまって六〇人もでたことがあります。

このほか、ヘビの刺身を強壮目的で食べてマンソン裂頭条虫の幼虫に感染すると、その五センチメートル位の幼虫が皮膚の下に出てきて、親指の頭から鶏卵大の腫瘤（しゅりゅう）を作ります。寄生部位は腹部、大腿部、胸部乳房部に多く出現しますが、脳内や眼結膜に腫瘤ができて炎症を起こすことがあり様々な症状を呈します。これをマンソン孤虫症と言い、この腫瘤の中にいる幼虫は切開して除去するまで永く幼虫のままで、多くは成虫まで育ちません。ごくまれに小腸内で成虫となる例もあるようです。

一・三　寄生虫卵で汚染された土壌や水または野菜・果実から感染する寄生虫

植物、特に生で食べる野菜や果実から感染する寄生虫として、回虫などヒトの消化管に寄生する古典的な寄生虫が、無農薬・有機栽培の野菜の人気が高まる中で再び復活してきました。

これらヒト固有の寄生虫のほか、ブタ回虫・イヌ回虫・ネコ回虫など、人畜共通の寄生虫卵が野菜などに付着して感染するケースもあります。これらの寄生虫は、成虫まで成長できずに、幼虫のまま体内をウロウロ動き回る虫の感染症も注目されています。

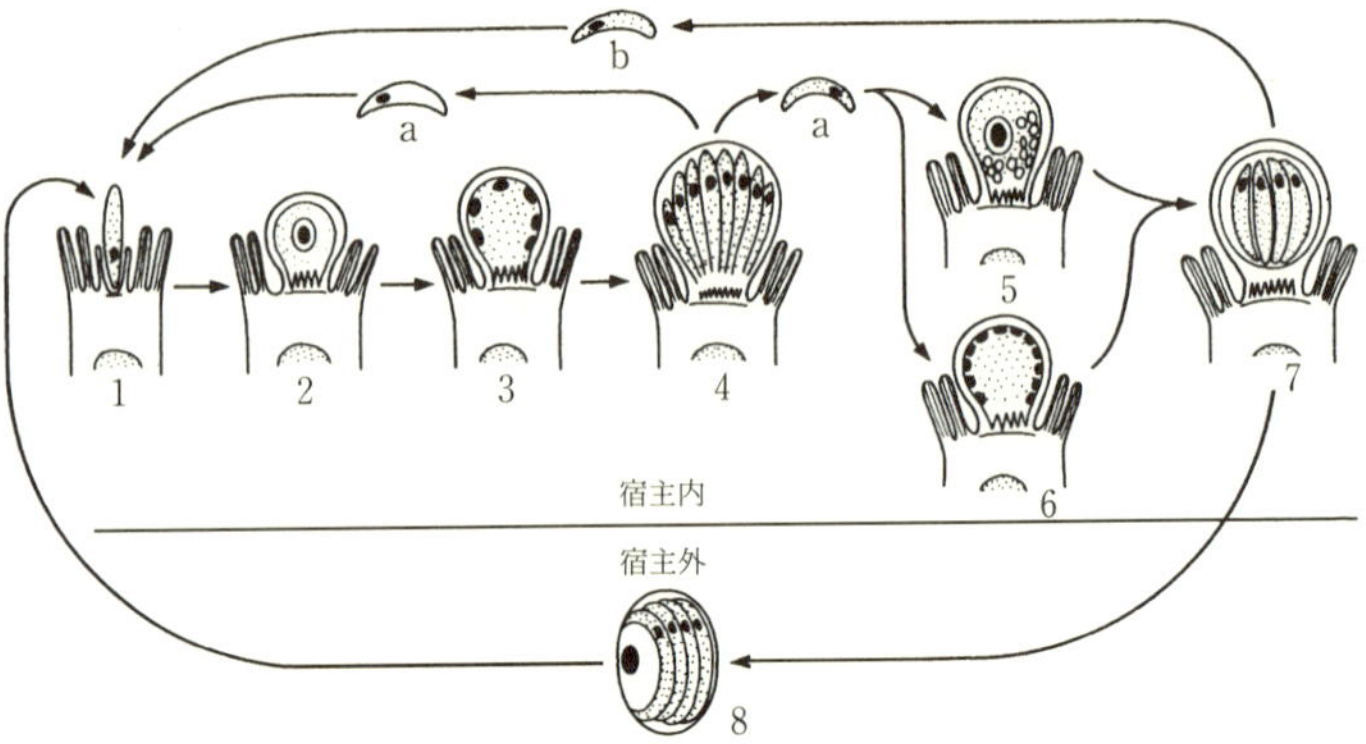

図 1・4 クリプトスポリジウムの生活環(Iseki, 1979)
1〜4：無性生殖期, 5, 6：有性生殖期(5 は雌性生殖母体, 6 は雄性生殖母体), 7：オーシスト形成, 8：糞便中に排出されたオーシスト。

例えば、イヌ・ネコ・ブタ回虫卵による幼線虫移行症や、キタキツネの糞に汚染された野菜・沢の水などから感染するエキノコックス症が、最近マスコミを通じて報道されています。

これら野菜・果実そのものが被害を受ける寄生虫や害虫は沢山ありますが、人体に寄生することはありません。土壌が虫卵によって汚染されると、雨や雪解け水によって川の水が汚染されたり、これらの動物の糞が直接施肥されると、その結果、野菜や果実に付着して、感染が成立するわけです。それで、これらの寄生虫をまとめて、「土壌伝播性寄生虫」と総称します。

簡易水道や公共水道の水源が人畜共通の寄生虫のうち原虫の嚢子（シスト）・オーシストと呼ばれる直径五ミクロン（大腸菌一個の長さ）から二〇ミクロンしかない最も小さな虫に汚染された場合には、とんでもない規模のアウトブレーク（突発的な大流行）が起こります。

埼玉県越生町、人口約一三、〇〇〇人の山間の町で、

一、〇〇〇名を越える学童が激しい下痢のためいっせいに学校を休みました。時あたかも大阪堺市の学校給食で腸管出血性大腸菌Ｏ１５７による集団下痢症が発生し、大騒ぎになった一九九六年六月から七月のことです。

埼玉県の保健所と衛生研究所は、当然のように食中毒起因菌や新たなＯ１５７の調査に乗り出しました。しかし、原因菌やウイルスは見つかりませんでした。学童以外にも下痢症は越生町民の間に広がりつつありました。

この事件が初発した一ヶ月前に、「クリプトスポリジウム等原虫による集団下痢症に関する研修会」が大阪市立大学医学部の井関先生の発案により開催されていました。たまたま、埼玉県衛生研究所の研究員がこの研修に参加していました。この方は、これだけ一生懸命に検査して、なにも見つからないのであれば、もしかしてクリプトスポリジウムによる集団下痢症ではないかと考えて、全く検査法の異なる方法で再度やり直してみました。患者のサンプルをスライドグラスに塗り、蛍光抗体法で染色してから、顕微鏡にセットして、一、〇〇〇倍に拡大してのぞき込むと、そこには満天きら星のように輝く、クリプトスポリジウムという学名の原虫のオーシストが見えたではありませんか。早速、この原虫の権威である井関先生に見ていた

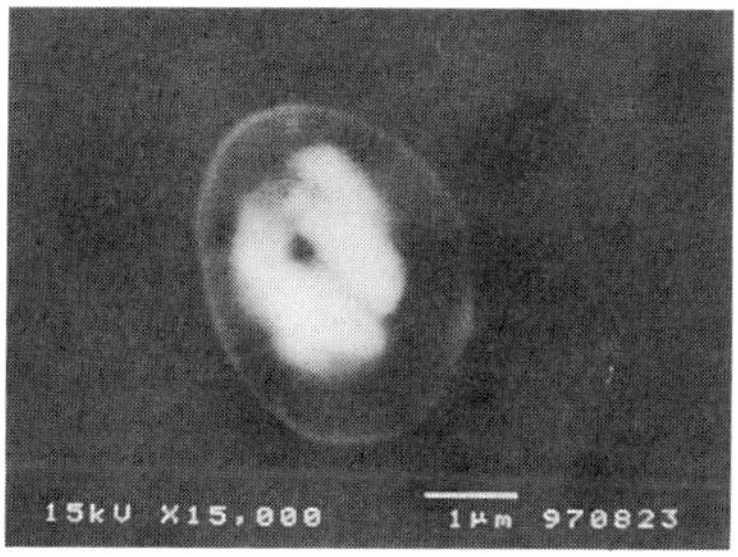

写真 1･1　クリプトスポリジウムの電子顕微鏡写真（×15,000）（日本電子）

だいて、確実な同定を行いました。

何と長い回り道をしたことか……。この日から、越生町は町営水道を給水停止にしたり、県営水道と繋げたりと、あらゆる対策に力を入れました。もちろん、どうしてこの原虫が水道原水に紛れ込んでしまったのか、原因究明にも埼玉県と町は全力をあげました。

最終的な報告書によると、アンケート調査成績を含めて、町民の実に七〇%、八、八〇〇人以上の人が、この一、二ヶ月の間に、激しい水様性の下痢を経験したと記述されています。

まさに、映画「アウトブレーク」のようなパニックが、閑静な梅林とゴルフ場に囲まれた観光の町に広がっていたのです。一九八〇年代には家畜の新しい寄生虫として発見され、こんなに人体感染が広がるとは思われていなかった寄生虫の日本侵攻が始まったのです。

一・四　水辺の野草・薬草・果実などから感染する寄生虫

ここ十数年ほどのことですが、食べられる野草とか、健康によい薬草に関する情報誌が多く発行されるようになりました。飽食国家と言われる日本にあっては、健康ブームの広がりと共にダイエット・エステティックなどのカタカナ用語が氾濫する一方で、「食べられる野草探訪会」など善良なる市民活動があちこちで始まってきました。自然食ブームには、二十一世紀に起こるであろう「地球規模の人口爆発と食糧危機」や、ソビエト連邦の崩壊と食糧不足および北朝鮮の今日的現状やアフリカの紛争当事国の悲惨な現状に対する社会的関心が、報道・出版によって助長されたことが背景にあるのかもしれません。

西洋セリ（クレソン。セリ科ではなくアブラナ科の植物）の野生化が日本中に広がって、日本種のセリと共に各地の水辺で、誰でもちょっとした知識さえあれば採取することができます。

毒性の強い農薬や殺虫剤の使用を規制することによって、渓流や河川の水質の浄化が進み、一時姿を消したホタルやイナゴ、ドジョウやフナ、タニシやモノアラガイ、ヒメモノアラガイが山里にもどってきました。よく田舎を旅していると、河川敷にウシが放牧されている光景を目にします。また、高原を旅していると、観光地のすぐ脇で季節放牧のウシの群を目にすることがあります。このウシの糞に肝蛭（かんてつ）という寄牛虫の卵が含まれている場合には、予期せぬ出来事が起こります。

雨水や湧き水によって沢に流された虫卵からゾウリムシのような繊毛を動かして泳ぎ回る幼虫（ミラシジウム）が、水中に牛息するカワニナを見つけてその柔らかな皮膚から貝の体内に侵入します。貝の体内でスポロシスト・レジア・娘レジアという発育段階を経て、何百に分裂・成長して、二週間から三週間後に長い尾を持ったセルカリアと呼ばれる幼虫が、水中に泳ぎだします。そして、水辺の草や木の実・稲の茎などに吸着して、尾を切断後、口吸盤から粘液を出して、球形の厚い皮膜に包まれて被囊（ひのう）幼虫（メタセルカリア）となります。この皮膜は強靭で、少々の乾燥や気象の変化に耐えられる構造となっていて、イネの茎や水辺の野草および漂流する果実などに付着して、再び草食動物に食べられるのを待っています。

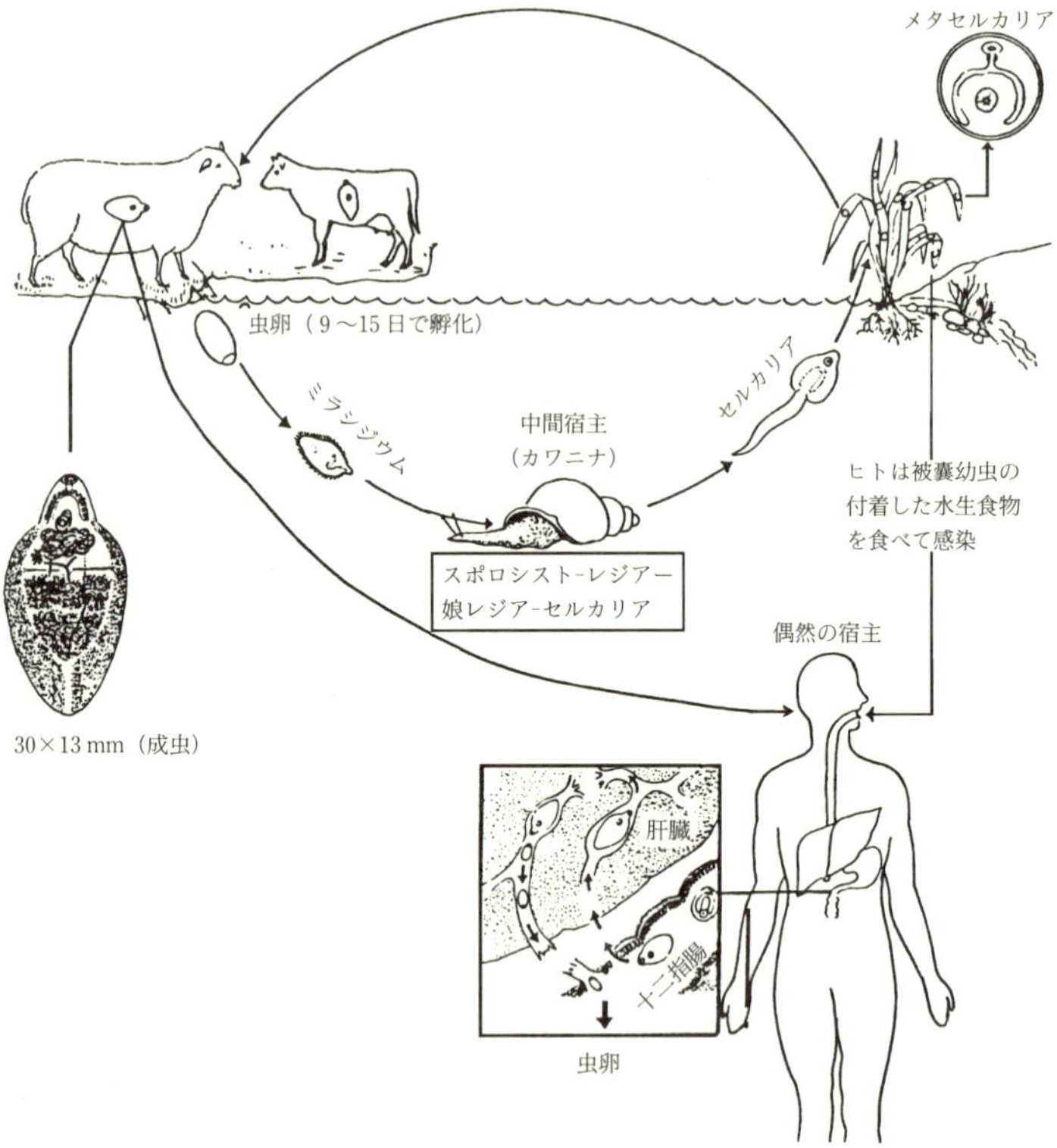

図 1·5　肝蛭の生活史（Jefferey and Leach, 1966. 一部加筆）

水田での農作業の時に、野草や稲わらに付着した被嚢幼虫を手指に移し、その手でおにぎりなどを食べて感染する農家の人もおりますし、中国では、子供達が水牛と一緒に池で水遊びしながら、ヒシの実や果実などを食べて感染する例が多いのです。また欧米では、クレソンのサラダから感染することが圧倒的に多いのです。我が国でも同様の傾向がみられるようになってきました。

一・五　飲料水や生食用野菜・果実を汚染して感染する原虫

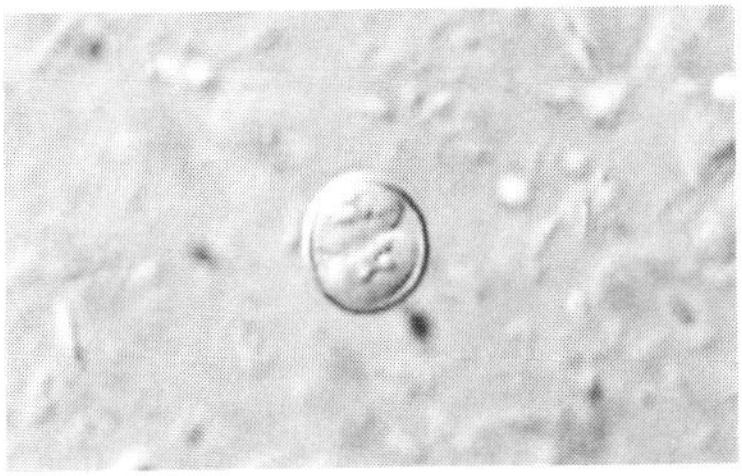

写真1·2　サイクロスポーラの成熟感染型オーシスト

アメリカやカナダでは、イチゴやラズベリーなど生食用の果実から、クリプトスポリジウムやサイクロスポーラと呼ばれる原虫に感染して、あちらこちらで合わせて一、五〇〇人ほどの下痢症患者が出たと報告されています。この原虫は、本来ウシやブタ、野生動物が宿主なのですが、ヒトの健康者にも感染して強烈な下痢症を引き起こす人畜共通の感染症です。アメリカのある地方のお祭りで、リンゴの落下果実をよく洗わないで、ジュースにして瓶に詰め、自然発酵させた手作りのアップルサイダーやアップルワインを醸造して振る舞ったところ、多くの下痢症患者が出たとの報告もあります。このリンゴ園には放牧中のウシが集まって、落下果実を食べたり、糞をしたりするそうで、糞

表1·3 世界の下痢症小児のクリプトスポリジウム感染状況

国　　名	感染率％	国　　名	感染率％
コスタリカ	4.3 (1984)	フィリピン	2.9 (1985)
グアテマラ	15.4 (1988)	マレーシア	4.3 (1991)
キューバ	8 (1989)	タ　イ	7.3 (1990)
エルサルバドル	4 (1988)	バングラデシュ	3[a] (1990)
ハイチ	17.5 (1987)	中　国	1.9 (1992)
アルゼンチン	7.6 (1989)	アイルランド	4.0 (1989)
ペルー	10.0 (1990)	イタリア	7.2 (1989)
チ　リ	1.5 (1990)	フィンランド	0.2[b] (1991)
ベネズエラ	4.8 (1990)	スイス	4.6 (1991)
ブラジル	5.2 (1990)	スペイン	7.1 (1990)
クウェート	1.6 (1989)	フランス	5 (1990)
サウジアラビア	1 (1989)	イギリス	2 (1990)
イスラエル	3.4 (1991)	ルーマニア	3.2 (1991)
オーストラリア	1.4[a] (1992)	ドイツ(旧東ドイツ)	1.5 (1991)
ニュージーランド	4.2[a] (1986)	ドイツ(旧西ドイツ)	1.9 (1987)
リベリア	8.4 (1986)	オランダ	1.2 (1989)
エジプト	7.7 (1991)	スウェーデン	4.9[a] (1987)
ダーバン	6.5 (1991)	旧ソビエト	3.7 (1990)
マラウイ	9 (1990)	アメリカ	0.3[a] (1988)
スーダン	7.8 (1991)	カナダ	0.6 (1985)
エチオピア	9 (1992)		
アビジャン	9 (1989)		
ケニア	3.8 (1989)		
ナイジェリア(Zaria)	21[a] (1988)		
ナイジェリア(Ogun)	2.3[a] (1987)		
ガーナ	3.7 (1987)		
南アフリカ	4.1 (1989)		

a：全年齢層，b：無症状者。（塩田恒三：*J. Animal Protozooses,* Vol.6 (1994)）

の中にクリプトスポリジウムが排出されれば、地面に落ちた果実を汚染し、ついには果汁全体を汚染したことになります。

ラズベリーはグアテマラが輸出国だそうで、CDC（アメリカ疫病予防センター）の専門家が輸出国グアテマラの調査を行ったところ、サイクロスポーラはグアテマラの子供達の間では、ごく一般的にみられる下痢症の原因となっていることが分かりました。しかも、輸送中にかびやすいラズベリーは、収穫後に防カビ剤で処理しなくてはなりません。このことを、ポストハーベストと呼んでいますが、ある出荷業者では川の水で防腐剤を薄めて、ポストハーベスト処理を行ったために、輸出向けのラズベリー全体が汚染されたことが分かりました。ほかの出荷業者はポストハーベスト処理を水道水で希釈した防腐剤で行ったために、問題はなかったようです。

このように、思わざる原虫汚染が空輸によって、世界各国の消費者に集団的な下痢症をもたらすことが明らかになってきたのです。

その病原体であるクリプトスポリジウムは五ミクロン、サイクロスポーラは八ないし一〇ミクロンほどの原虫で、直径が大腸菌一個の長さ、または、カビの胞子か酵母の大きさくらいしかない、ごく微細な寄生原虫で、一九九三年頃から注目されだした新興感染症です。

家畜の屎尿（しにょう）が農地や牧草地を汚染し、風雨や雪解け水によって川を汚し、水道水や井戸水を汚染していることが、アメリカやカナダ、イギリス、オーストラリアなど世界各国で報告されています。

表 1·4 わが国における家畜類などのクリプトスポリジウム汚染調査

	感染率	備考
ウシ		
宮城県（食肉センター）	4.7% (24/512)	成牛　無症状
宮城県	5.6% (5/90)	種牛(子)　下痢症
北海道	29% (52/181)	子牛　下痢症
その他（野生動物を含む）		
東京都	3.8% (23/608)	ネコ
東京・神奈川	0.3% (1/295)	イヌ
東京・神奈川	3.1% (1/32)	ネコ
神戸市	1.4% (3/213)	イヌ
神戸市	3.9% (20/507)	ネコ
北海道	(1/1)	子馬　単発例
大阪市	9.6% (7/73)	ネズミ(クマネズミ，ドブネズミ)

表 1·5 各国における水系ジアルジア感染症の発生例

イギリス	1985	ブリストル	イギリス(UK)で初めてのジアルジアの水系感染。 患者数 108 人。処理に問題なし。 配水本管の開口部からの，あるいは逆サイホン現象による汚染か？ (Jephcott *et al.*, 1986)
カナダ	不詳	ブリティッシュコロンビア	患者数 124 人。詳細不明。 (Isaac-Renton *et al.*, 1993)
	不詳	アルベルタ，ニューファウンドランド	(Roach *et al.*, 1993)
ロシア	1970	レニングラード	旧ソ連を訪れたオリンピックのボクシングチーム 80 人中 23 人(29%)と，アメリカの科学者団体 164 人中 84 人(51%) がジアルジア症に感染し，疫学調査の結果，レニングラードの水道水が原因と確認。(Lin, 1985)
ポルトガル	1976	マデイラ島	アメリカの旅行団体 859 人中 39% が下痢を訴え，58 人中 27 人の糞便にジアルジアのシストが確認された。島で摂取した水道水，アイスクリーム，または生野菜が原因と考えられた。(Lin, 1985)
ケニア	不詳		国民の 2.25〜39.4% にジアルジア症が分布。 (Grimason *et al.*, 1993)

（平田ら：日本水道協会雑誌）

二・一　原始地球の生命の誕生と寄生体の始まり

五〇億から三五億年前の遠いはるかな昔、原始の海にレトロウイルスのように単純な構造のＲＮＡやＤＮＡのような核酸構造を持った分子が出現し、その一方ではコロイド状またはゲル状の物質の境界面ができ、外界と区分する薄い膜の構造を持つようになりました。やがて、核酸構造の分子は原始のスープのような海から、独特のタンパク質や脂質・糖質からなる薄い膜を形成することに成功しました。こうして、原形質と核のようなものとが合体し、薄い膜によって外界から仕切られるようになりました。

さらに進むと、核膜に包まれた核酸のようなものがコロイド状のゲルの中に包埋されて、アメーバ状の生命体となりました。これが、真核生物の始まりで、その外部には原形質内に取り込まれなかった二本鎖のＤＮＡや一本鎖のＲＮＡの断片のようなものが独自に発生して分化を遂げ、一本鎖のＲＮＡの断片はその端を繋げてリング状となり、今、プラスミドと呼ばれるものの原形となり、それから真核生物に取り込まれて、核酸の変異に影響を与えながら細胞の進化を支えることになります。このリング状粒子であるプラスミドを取り込んだ単細胞はいつしか細菌への進化の道をたどることになるのです。

さらに、光合成を司る葉緑体を取り入れたものは、藻類などの単細胞の植物から多細胞の粘菌類に進化して、やがて、シダ類のような裸子植物からタネを作って種を繋げてゆく被子植物へと進化

第二章　寄生虫とヒトとの永い永いおつきあい

それでは我が国の汚染状況はどうなのでしょう。幸い日本における畜産業は放牧面積が少ないこともあって、ウシ・ブタ・ニワトリなどの家畜はほとんどが小屋の中で飼育されています。しかも、農林水産省や都道府県からの補助金を受けるためには、家畜の屎尿処理設備が併設されていないと、認可を受けられない仕組みになっています。古くから行われている一部の零細な畜産業では、屎尿処理が十分でない施設もありますが、一般的に言って、日本の河川は、放牧による畜産業が盛んなアメリカ、カナダ、オーストラリア、イギリスなど畜産先進国と比べて、それほど原虫汚染は進行していません。

厚生省の全国河川別水道取水口、二百数十箇所の調査では、クリプトスポリジウムが見つかったのは数箇所で、陽性率は二％台でした。サイクロスポーラは全く検出されていません。このほか、頑固な軟便（脂肪便）が持続するジアルジア原虫が八％台で見つかっていますが、これら原虫の検水一〇リットル当たりの数は、ゼロから数個と極めて少なく、しかも、水道水の通常処理（急速・緩速沈殿法）によって九九・九九％の除去率が得られることから、ほとんど問題はないことが分かってきました。

一方、アメリカなどの調査成績は、検水一〇リットル当たり数千台と極めて汚染が進んでいる河川もあって、浄水場に高度処理技術の膜ろ過設備の導入を進めています。埼玉県越生町の町営水道にも五億円を投じて最新の設備を導入しました。おかげで、越生の皆さんは、水道料金がかなり上がったとぼやいています。

して行きます。

一方、原始細胞の外側には、まだ生命体とは呼べないけれども、ミトコンドリアと呼ばれる複雑な構造を持ったものが生まれ、ミトコンドリアＤＮＡの働きにより酵素・タンパク質を合成して、環境中のリン酸を分解して大きなエネルギーを発生できるようになりました。このミトコンドリアは自ら分裂して数を増やすことができないので、細胞の中で、宿主細胞のＤＮＡに自らのＤＮＡを組み込んで、ミトコンドリアの増殖に必要なＤＮＡや酵素・タンパク質などを作ってもらう必要があります。ミトコンドリアによる大きな運動エネルギーはアメーバなどの単細胞動物への進化に欠くことはできません。

このように、ミトコンドリアを細胞内に取り込むことができたものだけが、次第に多細胞の寄生虫や自由生活の海の原始的動物種の発生に一役かったわけです。永い年月を経て、ヒドラ・サンゴ虫、次いでナマコのような腔腸(こうちょう)動物を経て、アンモナイトなど無脊椎動物、カブトガニなどの甲殻類からシーラカンスなどの原始的魚類など脊椎動物に、さらには両生類・は虫類・有袋類・哺(ほ)乳類(にゅうるい)への陸生動物発生の歴史をたどることになるのです。

宿主と寄生体の関係は、すでに原始の海で始まっていたのです。例えば、原始細胞が宿主とすれば、プラスミドＲＮＡ・ミトコンドリアＤＮＡ・植物細胞の葉緑体が寄生体または共生体とも言えるのです。寄生と共生の区別は、宿主にとっては、損ばかりするのが寄生で、五分五分の利益率であれば共生と言いますので、これらの細胞内構成体は共生関係にあると言った方が正しいのかもしれません。同様に、皆さんがよくご存じのエイズ・ガン・白血病・小児麻痺およびインフルエンザなどを引き起こすウイルスも適合する細胞の中でしか増殖できません。その意味では、これら様々なウイルスたちを寄生体と呼ぶこともできます。

さて、O157騒ぎで知られた病原性大腸菌（腸管出血性大腸菌）もまたプラスミドと呼ばれる寄生体に狙われていると言ったら、エーっと驚かれる方もいらっしゃると思います。通常、大腸菌は二分裂で増殖しますが、全く同じ菌同士では雑種強勢ができずにひ弱な菌だけになってしまいます。そこで、時々隣の菌同士が接合して、お互いのDNAを交換して情報伝達を行います。この時、すでに菌体内に宿借りしているプラスミドも相互に交換します。

また、細菌に取り付く一種のウイルスすなわちバクテリオファージの存在も知られており、取り付くファージの種類によって、菌の種類や菌の型が違うことから、逆に、それを調べることで、菌の型を決めることもできるのです。バクテリオファージの電子顕微鏡写真を見ると、形がアポロ宇宙船の月面着陸船によく似た形をしていて、四本足の間からファージのRNAをチュルチュルと細菌の中に注入します。

これら、プラスミドとバクテリオファージのRNAとの注入・組換えによって、複雑な遺伝子情報が組み換えられることになります。あるものは、ペニシリンで死んでしまう菌に対して、ペニシリンに強く、生き残る菌の遺伝子を注入して、ペニシリナーゼという酵素を作るように指令します。するると、この無垢な菌はペニシリン耐性の菌に変異してしまうのです。このようにして、耐性菌が次から次へと出現することになります。

このほかに、うんと濃度の低い薬液中で生き残った菌だけが選択され、徐々に高濃度の薬液に耐性の菌が増えてしまうこともあります。多剤耐性の結核菌やバンコマイシン耐性の腸球菌の出現が最近大きく報道されています。寄生虫の世界でも、マラリアの特効薬として長い間使われてきたクロロキン耐性のマラリア原虫が増加してきて、世界中で大きな問題となっています。

話が脱線しましたが、核を獲得した原始生命体は、一系統は細菌類への進化の道を選び、一系統は葉緑体による光合成のエネルギーを得て藻類から植物の道に、また一系統は、ミトコンドリアによる強力な運動・代謝のエネルギーを獲得して、自由生活のアメーバやゾウリムシおよび寄生生活の原虫から多細胞の寄生蠕虫（うごめく、比較的大きな虫）への進化の道を選ぶことになりました。中には、ヒトの消化管内に快適な生活環境を得て定着し、寄生生活しかできなくなった回虫のように、産卵により卵だけが外部環境に適合できるようになったり、糞線虫の幼虫期のように自由生活と寄生生活を交互に繰り返すものなど、いろいろ発生してきました。

永い地球の歴史の中で、氷河期と間氷期の繰り返しによって、海面水位の上昇と下降期が交互にあって地表面に取り残された魚類は肺魚から両生類、恐竜のようなは虫類・鳥類・有袋類・哺乳類などの陸生動物へと進化して行きました。陸生動物の進化に追随した寄生虫は、宿主となる動物の衰退によって、あるものは滅び、またあるものはさらに進化を遂げて今日に至ったものと思われます。寄生虫やその他の寄生体は、弱肉強食という動物界の原理だけで生き残ってきたのではないと思われます。宿主となる動物に強烈なダメージを与えるものは、宿主となる動物の絶滅を早め、自らも、快適な生活環境を損なうことによって絶えてしまったと考えた方が良さそうです。

したがって、今、生き残っている寄生虫には、感染・即・死という悪辣なものは少なくて、比較的適合する本来宿主に対して温厚なものが多いのです。寄生虫の進化とは、ことによると太古の昔から停滞しているか、ひょっとすると、後退しているのではないかとも思われるのです。

二・二　人類の進化と寄生虫との関わり

人類の起源はおよそ四〇〇万年前と言われています。類人猿から猿人へ、二足歩行ができる原人・ホモエレクトスに進化を遂げるまで、二五〇〇万年以上もかかりました。樹上生活をしていた類人猿の腸内細菌や寄生虫の定着種は、地上に降りて雑食するようになった猿人と比較すると、かなりの変化があったはずです。食生活は木の実や木の葉からあらゆる虫や獣の肉に至るまで、共食いを含めて、動物性のタンパク質の比が確実に増加していったことでしょう。また、人類の祖先が火を使うようになるまでは、食事や生活環境を通じて、様々な細菌や寄生虫に感染したであろうことは容易に想像できます。

現在、北アフリカで発見された原人の化石が最古のものと言われ、その後旧人と新人がヨーロッパに拡散して、旧人はネアンデルタール人、新人はクロマニョン人に進化を遂げ、何らかの原因で二〇万年前にネアンデルタール人が滅亡したものと考えられています。しかし、アジア大陸に拡散・移動した旧人と新人もいたわけで、約一〇〇万年前の地層からジャワ原人が、また六〇万年前の地層からは北京原人の化石が数多く発見されています。我が国でも、五〇万年前の地層から旧石器や住居跡と見られる構造物が見つかり、気の早い人は「秩父原人か」と最近の新聞紙上を賑わせています。しかし、これらの発掘現場からは寄生虫を示唆するものは、なにも見つかっていません。

紀元前五〇〇〇年前後のエジプトのミイラの医学調査では、結核やガンの病巣と見られる所見が得られているほか、ミイラの糞石から寄生虫卵の石灰化したものが検出されております。また、紀元二世紀頃のペルーで発見されたミイラからも糞石が見つかり、寄生虫卵が見つかっております。我が国でも、奈良県橿原市にある紀元七〇〇年頃の藤原京の便所跡の土から、寄生虫卵の化石が見つかっています。天理大学・天理参考館の学芸員とその奥さんである臨床検査技師らの共同作業によって、遺跡発掘現場の便壷周辺の土壌から、石灰化した回虫卵・鞭虫(べんちゅう)卵・肝吸虫卵・横川吸虫卵などの卵が発見され、当時の花粉調査から気象条件や植生の関係が、また寄生虫卵からは当時の食生活のありようが次第に明らかになってきました。

その後、青森県三内丸山遺跡の縄文後期のゴミ集積場所からは、クリ・ドングリ・トチ・クルミなどの堅果類、シカ・イノシシ・クマなどの野生動物の骨や、近海で漁獲された様々な魚介類の骨が数多く見つかっております。同様に、福井県鳥浜貝塚からは五五〇〇年前の杭の周りに沢山の糞石が出土していますし、環壕(かんごう)の土から回虫や鞭虫などの寄生虫卵が見つかっています。

古代人は、結構清潔好きで屎尿の処理にはうるさく、環壕に突き出た木橋のような所で用をたしていたのかもしれません。今でも、東南アジアの農村部に出かけると、川に二本の杭を打って、板を渡して、そこを便所にする光景が見られます。韓国では、溜め池でコイやフナを飼い、同じような構造の板を渡して用をたす地方が残存しており、そのために肝吸虫の感染者が一向に減らないということもあるのです。年に一度は、溜め池の水を抜いて、手づかみで魚を捕って村人に分配し、コイやフナの料理を食べます。当然、この溜め池は肝吸虫のリサイクルセンターとなることうけあいです。

それでは、古代遺跡の土の中から見つかった寄生虫卵は、なにを物語るのでしょう。回虫卵や鞭虫卵が見つかれば、人糞に汚染された野菜・野草・薬草などをそのまま食べたか、加熱不十分な状態で食べたことになりますし、手指や調理器具が汚染されていたと考えることができます。肝吸虫の中間宿主は、コイ科のフナ・コイ・ウグイ・モツゴなどの魚であることが今では分かっていますので、これらの魚を生で食べるか、手指・調理器具の汚染によって感染します。また、肺吸虫の中間宿主は、サワガニ・モクズガニなど淡水または河口付近に生息するカニで、これらの料理から感染することが分かっています。生煮えのカニ料理を食べるか、カニをつぶしたりする調理器具や石器類がメタセルカリアと呼ばれる幼虫に汚染されて、次の食材を汚染するか、手指を介して感染したことが分かるのです。まれには、イノシシ・タヌキ・イタチなどの野生動物がサワガニを食べて、その幼虫が野生動物の筋肉や臓器の中を徘徊している時に、イノシシなどの肉や内臓をヒトが刺身で食べた場合には、今でも感染することがありますので、当時もあったことでしょう。

このような、寄生虫感染の因果関係が分かり、寄生虫学の知識と考古学の知識とがうまく出会うときに、古代人の食生活や便所の利用法、さらに、水洗便所の発達史までが明らかとなってくるのです。

二・三　グレートジャーニー・モンゴロイドの旅に鉤虫は同伴したか？　その軌跡を追う

アジア民族の起源は、一〇〇万年前のインドネシアのジャワ原人、六〇万年前の北京原人といわれています。また、日本民族の起源は、南方・北方系の祖先が入り乱れて、何回もの列島への移動が行われて成立したものと理解されています。

数万年前に始まる後期石器時代にコーカソイドから分かれたモンゴロイドは、東アジアで今日見られるモンゴロイド的特徴を持った集団を形成しながら、厳寒のシベリアや北極圏に適合しながら拡散・進出してゆきました。一二〇〇〇年ほど前の最終氷河期が過ぎて、温暖化が進んだ頃に、マンモスなど大型野生動物を追って、このグループは、ついに、陸続きだったベーリング海峡を渡って、北アメリカ大陸に足を踏み入れ、およそ一〇〇〇年の間に南北アメリカ大陸を縦断することになるのです。北アメリカ大陸に残った子孫は、カナダエスキモーと北米アメリンドに、南アメリカ大陸に進出したグループは中南米アメリンドとなり、それぞれ、ネイティブアメリカンとしての、民族・文明を形成してゆきます。

一方、海洋モンゴロイドとして島嶼(とうしょ)環境に適応したグループ（ラピタ集団）は、卓越した航海術を身につけ、家畜やココヤシなど栽培植物を携えて、島から島へと拡散し、紀元前一六〇〇年にはマリアナ諸島、同一〇〇〇年頃にはサモア・トンガ諸島に渡り、ついには、オセアニア（オーストラリア）地域に至り、現在のアボリジニ族の祖先となり、さらに、東太平洋の島々に進出したグループは、ポリネシアンを形成しました。

この海洋モンゴロイドが太平洋の島々を経由して、当時の航海技術で中南米までどのようにしてたどり着くことができたのか？　これがグレートジャーニーに次ぐ謎であり、古代の大ロマンをかき立てるのです。そこで、寄生虫の中で特別な世界分布を示す、鉤虫(こうちゆう)の種の伝播がこの謎を解くヒントを提供してくれるものと期待されているのです。

それでは、謎解きを始めましょう。鉤虫には、アメリカ鉤虫と、ズビニ鉤虫があります。ズビニ鉤虫は、南ヨーロッパ、北アフリカ、インド、中国北部、日本などに分布が見られ、どちらかと言えば、北方種とされ、アメリカ鉤虫はアメリカ南部、中央アメリカのほかアフリカ、南アジア、太平洋諸島に分布する線虫で、南方種とされています。現在は南方種と北方種が混合して世界各地に分布していますが、南方種の方が優勢であるとされています。

果たして北方種であるズビニ鉤虫がモンゴロイドの偉大なるに旅に便乗して、ベーリング海峡を渡って、アメリカ新大陸へ移動できたのでしょうか。それとも、海洋モンゴロイドの島づたいの旅によって新大陸に漂着できたのでしょうか。

元々、南方系の鉤虫はシベリア以北の厳寒の環境には適合できず、便中に排泄された虫卵は凍死してしまいます。一方、北方系のズビニ鉤虫でも、成虫の生存環境は人体の消化管が最適で、しかも虫卵の構造や形で両者を区別することができないほど、よく似ています。便の中の虫卵は透明で、ごく薄い卵殻に包まれた四分裂期の未熟な細胞で、土中にあって適度な温度（二五℃前後）と、適

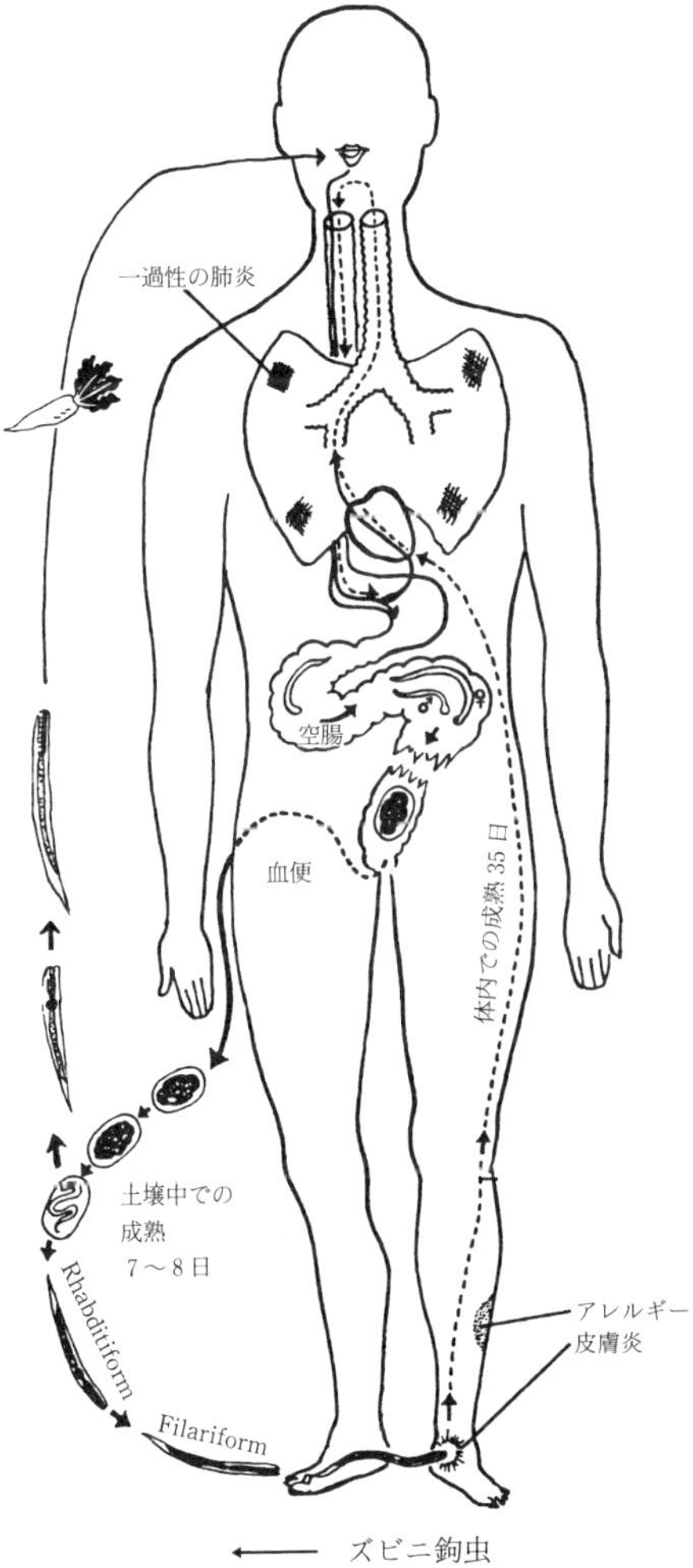

図 2･1　アメリカおよびズビニ鉤虫の生活史
(Jefferey and Leach, 1966.　一部加筆)

度な湿度（五〇～七〇％）の条件下で速やかに幼虫にまで発育し、一～二日で幼虫が孵化（ふか）します。その後、一度脱皮してⅡ期幼虫となり、一週間ほどで感染型のⅢ期幼虫になります。野菜などに付着したズビニ鉤虫の感染型幼虫は経口的に摂取されて腸管で五週間かけて成虫になります。

一方、アメリカ鉤虫の感染型幼虫は、裸足（はだし）の皮膚などから侵入して、血流やリンパ流にのって肺に運ばれ、一週間ほど留まって成長し、やがて気管支から咽頭を経て、再び飲み込まれ、腸に達して成虫になります。この間、軽い肺炎症状を呈することもあって、我が国では若菜の季節に流行（はや）ることが多いので、「若菜病」と呼ばれたこともありました。

このように感染経路が全く異なる二種類の鉤虫が、人類未踏のアメリカ大陸にどのような経路をたどって拡散して行ったのでしょう。イヌやネコに寄生するセイロンまたはブラジル鉤虫もいることはいるのですが、アメリカ・ズビニ両鉤虫は人体にしか感染しないのです。陸路徒歩でベーリング海峡を越えて、一〇〇〇年の間、少なくとも、当時の人間の寿命は三十から四十歳と考えられますから、二五世代から三〇世代をかけて、厳寒の気候にも適応して生き延びていたのでしょうか。私には、陸路伝播説には無理があると思われます。

そこで、虫の側から考えるとき、海洋モンゴロイドの新大陸漂着が最も可能性があるのではないかと思います。

世界の冒険家と海洋民族学者は壮大な実験を始めました。南米アンデスのチチカカ湖で今でも使われている、芦（アシ）を束ねて造る船を大型にして、海洋を渡ることができるかどうかの試みを行ったのです。いくつもの困難を乗り越えて、芦のボートは太平洋を渡って、チリからオーストラリアまでを航海することに成功しました。これによって、東から西への赤道潮流に乗っての旅は可能であることが証明されました。果たして、西から東への渡航は、当時の航海技術で可能だったんでしょうか。

これを証明するためには、ペルーの古代遺跡から見つかったミイラの糞石から鉤虫卵を発見することが一番近道と思われます。もし、糞石の中に石灰化した鉤虫卵が見つかった場合、比較的温暖な環境条件で、感染型幼虫にまで発育するアメリカ鉤虫は、海洋モンゴロイドによって、渡海して新大陸に土着したものと考えることができます。北方種と言われるズビニ鉤虫といえども、厳寒のシベリア・ベーリング陸橋（当時は陸続きだった）を経由して、南北アメリカ新大陸に、モンゴロイドの何十世代にわたって、感染と虫卵の排出を繰り返しながら拡散・分布することができたとは考えにくいのです。

このような、太古のモンゴロイドの旅。陸路で南アメリカから北米アラスカを通って、ベーリング海峡をカヌーで渡って、ついにシベリアに至る。「モンゴロイドのグレートジャーニー」のコースを逆行する探検旅行が、医師であり探検家でもある関野吉晴氏によって「人類四〇〇万年のルーツを遡る・ルーシーの末裔達」としてＳＡＰＩＯ誌（小学館）に八〇回以上にわたり連載中です。テレビでのスペシャル番組でもご覧になった方は多いと思います。私も、実は大ファンの一人です。新たな番組企画として、国立感染症研究所の元室長・影井昇博士にペルーのミイラの糞石を持ち込んだら、解明してくれるかとの問い合わせがあったそうです。その後、どうなったのか聞いておりませんが、回虫卵や鞭虫卵の卵殻と比べて極めて薄くて壊れやすい鉤虫卵の糞石からの分離・同定法は極めて困難なものと想像されます。しかし、夢のあふれる寄生虫の古代ロマンです。海洋モンゴロイドの航海術で太平洋を横断することができたのか？　実は、答えはまだでていません。

二・四　寄生虫と宿主の相性……宿主適合性の謎

寄生虫は種によって、宿主や寄生部位を選びます。寄生虫が好んで感染し、成長して性成熟を果たし、子孫となる卵を生むためには、限られた宿主、すなわち虫にとっては生活環境がなくてはなりません。ヒト回虫はヒト、ブタ回虫はブタでなくては十分に性成熟が達成されず、産卵することはまれです。しかし、ヒトとブタの回虫の成虫と卵は形態学的に非常によく似ていて、専門家でも区別がつきません。昭和三十年代の後半には、我が国の回虫寄生率が一〇%をきり、その後四十年代半ばには〇・〇二%にまで激減しました。この成功は、寄生虫予防法によるあらゆる施策が功を奏したとも評価されますが、高度経済成長政策によって、若い労働人口は工業地帯に移動し、重化学工業とりわけ化学肥料の発達と普及が、人糞・屎尿による農業を根底から覆すこととなり、加えて、集団検便とサントニンによる集団駆虫が行われたためと理解されています。

そんな時代、医科大学、獣医大学や検査技師学校の実習用に、ヒトの回虫が手に入らなくなって、やむをえず、ブタ回虫を標本として、授業をせざるをえませんでした。あまりに似ているブタとヒトの回虫の違いを解明するために感染実験を行った学者がおります。ブタ回虫卵をヒトに、またヒト回虫卵をブタに飲ませて比較したところ、面白い結論に達しました。

ヒト回虫卵をブタに飲ませた実験では、ごく少数の成功例が報告されてはいますが、その逆の感染実験では全く成功例がないことから、今ではブタとヒト回虫は別種と考えられています。少数例とはいえ、ヒト回虫卵がブタに感染して、成虫にまで成長するとすれば、次のような推論も可能と思われます。

ヒトとブタとの関わりは、現在も東南アジアや中国などの国々で続いている高床式の住居、その床下に放し飼いとなっているブタに残飯や人糞を投下して飼う習慣に見られるように、イノシシなど野生動物を捕獲してタンパク源としていた古代人は、ウリ坊と呼ばれるイノシシの子供を手なずけて家畜化への道を歩みだしたと思われます。何十万年の歳月が流れ、ヒト回虫の卵が人糞を食べたイノシシに順化するようになり、やがて感染が成立し、その後ブタの混血による改良が進んで、ヒト回虫の適合種となった時に性成熟が完結したのではないかと思います。

それから何万年、すっかりブタに適合してしまった回虫は、ふる里である人体への適合を忘れ、先に述べたブタ回虫卵のヒトへの感染実験が成功しなくなったのだと思います。ヒト回虫の一部は、古代からのブタへの適合遺伝子が残されていたために、たまたま、実験感染が成功したのだと解釈することもできます。

一方、イヌ回虫はイヌだけに、またネコ回虫はネコだけに感染して親虫となって産卵しては世代を繋げます。これらイヌ・ネコ回虫の成虫は、頸翼（けいよく）と呼ばれる首筋のところの出っ張りの形で区別することも、卵殻の凸凹の細かさなどから鑑別することもできます。もし、間違ってヒトがイヌ・ネコ回虫卵を飲んでしまった場合には、決して親虫にはなれません。しかしながら、最近では、放し飼いの地鶏のキモを刺身で食べた場合、卵から孵（かえ）った幼虫がキモに蓄積されていて、ヒトに感染し、幼虫のまま、寿命がつきるまで人体内を徘徊したり、血流にのって脳や眼結膜に達することがあります。

このように、本来ヒトが宿主でない異種の幼虫が感染して、人体に傷害を与える例が増えてきました。これを「人体幼線虫移行症」と呼び、時には眼底腫瘍を発生させ、失明に至る重症例も報告されています。しかし、ヒトがヒト回虫に感染しても、幼虫の体内循環期には風邪のような症状から弱い肺炎症状を呈しますが、やがて飲み込まれ、腸に住み着いて成虫になったときには腹痛や吐き気をもよおしたり、若干の栄養障害を呈するくらいで、眼球摘出手術を要するような重い病気にはなりません。そして、回虫の成虫は、雄と雌がT字型に交接して（口絵写真・五頁参照）、本来の寄生部位である小腸に定着し、一日に便一グラム中に一、〇〇〇から二、〇〇〇個の虫卵を産みます。

時には、総胆管や虫垂（盲腸）に侵入して胆管炎や虫垂炎を起こすことがあります。このように本来の寄生部位以外に侵入することを「迷入」、そのまま生き続けると「異所寄生」と言います。比較的性質穏やかな寄生虫でも、本来の寄生部位を離れるとその部位で様々な症状を呈し、重症化

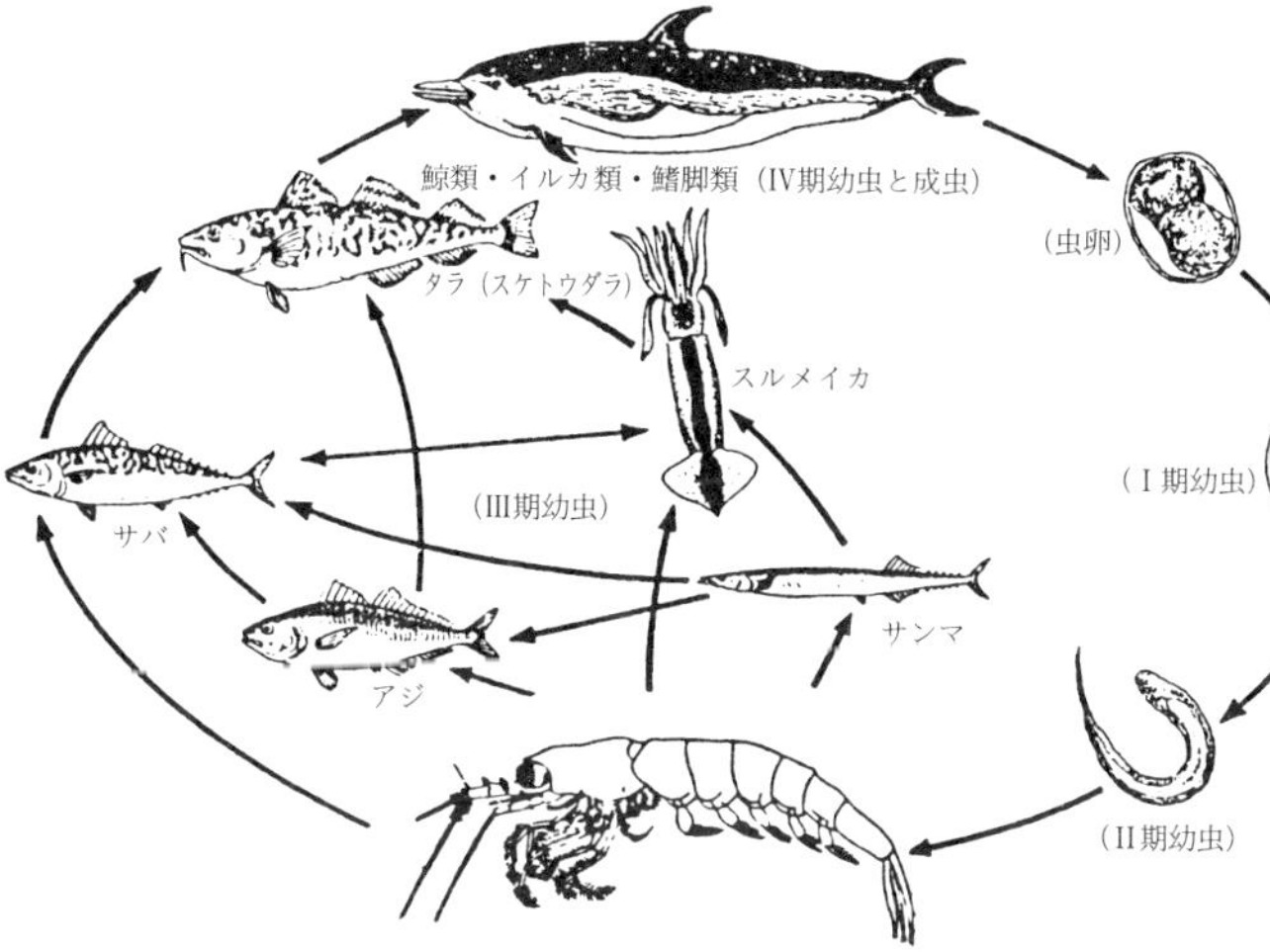

図 2·2　アニサキスの生活サイクル（影井原図）

することがあります。最近増加傾向にある「幼線虫移行症」には、九州の黒豚生産地近くで、一七例ほどのブタ回虫の「幼線虫移行症」が報告されています。肺や肝臓に多発性の病変と高度な好酸球増多症が見られ、厳密な免疫診断法によりブタ回虫の「幼線虫移行症」と診断されています。ブタの屎尿処理が不十分な場合、ブタからヒトへの感染は、完全な成熟成虫にまで発育できないとしても、「幼線虫移行症」としては、イヌ・ネコ回虫と同様に肺炎や肝炎などの人体被害をもたらすこともあり、今後とも注意していく必要があります。

このほかに、「幼線虫移行症」として注目されるものには、私たちが日常的に食べている、魚介類の生食による寄生虫症が挙げられます。その横綱格は、何と言ってもアニサキス症です。アニサキスは本来、クジラ・イルカ・アザラシなどの海産哺乳動物の回虫のような線虫です。クジラなどの糞便中に排泄された卵は海水中で孵化して第Ⅰ期幼虫となり、オキアミなどのプランクトンに食べられて第Ⅱ期幼虫となります。このプランクトンがイワシなどの小魚に食べられ、さらにサバ・ニシン・スルメイカ・スケトウダラなど中型の大衆魚に食べられて第Ⅲ期幼虫に成長します。この第Ⅲ期幼虫が感染型幼虫で、最終宿主である海産哺乳動物に食べられて生活環が完了して、消化管内で一五センチメートル位の成虫になります。このような食物連鎖が行われている中間宿主の魚介類を人間が横取りして、刺身などの生食または加熱不十分な調理法で食べた場合に、感染型幼虫がヒトの胃粘膜や腸粘膜に突き刺さって、七転八倒の激痛を与えます。

最近の一年間で、救急車などで病院に運ばれ、内視鏡検査でアニサキスが見つかり、摘出された例が全国各地で、散発的な発生ではありますが、二、〇〇〇例を越えており、過去四〇年間の累計の症例数は三二、〇〇〇例以上と言われています。

アニサキスの本来宿主ではないヒトは、鯨類とは胃液の酸性度が違います。ヒトの胃粘膜細胞から分泌される胃液には塩酸が含まれていて非常に酸性度が高く、アニサキスにとってはとても快適な居住環境ではありません。そこで、アニサキス幼虫は、ヘビのように体をくねらせて、胃の粘膜内に穿入したり、腸に下って腸粘膜に潜り込み、避難しようとします。この時、侵入箇所には穴があき、出血したり、運が悪いと腸管を穿孔して腹腔に脱出する幼虫もいて、腹膜炎を起こして重篤な症状を示す例もあります。

何度もこの幼虫に感染したヒトでは、仮に自然治癒した例であっても、アニサキス幼虫の代謝産物を吸収することによって、アレルギー感作を受けて過敏症となり、次にアニサキスの生きた幼虫か、その切れ端を飲み込んだときに急激な胃腸炎を起こすことがあります。したがって、アニサキスに対して過敏症のヒトは必ずしも生きたアニサキス幼虫を飲み込む必要はなく、イワシのつみれ・たたき・なめろうなどの料理の中に紛れ込んだアニサキス由来の成分（アレルゲン）を摂取しただけでも胃腸炎を起こします。腹痛・嘔吐・蕁麻疹（じんましん）のような皮膚の発赤（ほっせき）・下痢を訴え、集団発症例では、しばしば食中毒が疑われます。細菌検査、ウイルス検査、ヒスタミンなどの化学物質の検査結果がマイナスで、よくよく調べてみると共通の原因食がイワシだと判明したので、月別に相当数のカタクチイワシを調べてみると、何と一〇から一五センチメートル位のカタクチイワシの成魚の二〇％程度にアニサキスの感染型幼虫が検出されたと報告されています。

アニサキスによる集団食中毒様事件は一九九二年に千葉県で六十数例、一九九三年には山口県で疑似患者を含めて百三十数例が報告されています。いずれも、イワシのたたき、酢味噌あえ、なめろう、黄身酢あえ、つみれなどの調理法によって提供された共通食のカタクチイワシが原因で、千葉県の数例からは、緊急入院によりアニサキス幼虫が摘出されています。さらに重症例では、アニサキス幼虫が胃を素通りして、腸に穿孔した場合には、腸アニサキス症と呼ばれ、胃アニサキス症と区別されますが、腸閉塞を起こして緊急手術が行われる例もあります。

十数年前に、名優・森繁久弥氏が名古屋での公演中に、腸閉塞で入院して十二指腸から三〇センチメートルばかり腸を切除したことがありました。スポーツ・芸能ニュースで大きく取り上げられたことを覚えていらっしゃる方も多いと思います。実は、切り取られた腸を調べた結果、何とアニサキスが四、五本も突き刺さっていたと言うではありませんか。前夜に食べた「しめさば」が原因食と言われています。この事件がきっかけで、アニサキス症の名前が全国に知れ渡りました。おかげさまで、私ども長年に渡って日の当たらない寄生虫の研究をしてきた者にも、マスコミの取材が押しかけて、度々テレビ出演する機会にも恵まれました。その後の研究成果も認められて、今日まで家族を養ってこられたのも、寄生虫がもう一度社会的に認知されるようになったことも、ひとえに、森繁さまのおかげと一人で喜んでいます。

私の想像が正しいのなら、「蘇るがいい、鉄人シェフ」じゃないですが、森繁さんは、ヨットマンでもあり、外洋クルーザーを駆って航海する時に、海釣りで釣り上げた新鮮な魚を刺身で何度も食べた経験があると思います。その時には、ちょっと「サバに当たったかな」程度の腹痛や蕁麻疹を経験されたと思います。我慢強い方ですから、市販の太田漢方胃腸薬か大正漢方胃腸薬かなんかを飲んで、自然回復されたのだと想像できます。ところが、一時的には、その対症療法は正解だったんですが、どっこい敵もさるもの、アレルギーの素を森繁さんの体内にしっかり植え付けていたのです。森繁さんの免疫細胞は、アニサキスの代謝産物であるアレルゲンをしっかり記憶していて、体質的には過敏症体質にしてしまったはずです。二度、三度のアニサキスの襲来に腸粘膜の肥満細胞が過敏反応を起こして、一斉に細胞内に蓄えていた顆粒を放出します。すると、顆粒中にはヒスタミンが多量にあって、このヒスタミンの働きによって腸粘膜の毛細血管壁がゆるみます。ゆるんだ毛細血管からは血漿成分がどんどん粘膜内に流出すると共に、赤血球や白血球・リンパ球なども腸粘膜内に浸出してきます。こうなると、通常、小指の太さくらいの十二指腸がフランクフルトソーセージ位にパンパンに腫れあがって、もはや食事も通過することはできません。激しい嘔吐と腹痛が森繁さんを襲い、舞台で演劇を続けることはできません。文字通り七転八倒の苦しみを味わったことでしょう。救急車のサイレンの音が楽屋口に近づき、緊急移送されて手術室へ……というシミュレーションが描けます。

これほど、本来宿主でないヒトにアニサキスが寄生するとアレルギーが準備されている患者では、大事となります。このように、急性劇症型と呼ばれるアニサキス症は、学会や、症例発表論文などで明らかになりますが、多くの場合、初感染では軽い鈍痛やお腹（なか）が張る程度で、症状が軽いため、自宅で市販薬を飲んで済ませてしまうケースがほとんどで、全体の症例数は把握されていません。むしろ、最近の報告にみられる過去四〇年間の累計三二、〇〇〇例（石倉、一九九八）というのは氷山の一角にすぎないのかもしれません。

一般的には、ヒトの寄生虫が本来のヒトに感染して、本来の寄生部位に定着すれば、よほどの多数寄生がなければ、本人もそれと気づかないで日常生活を送ることができます。しかしながら、我が国の下水道をはじめ、食品の生産・加工・流通・消費のあらゆる面で衛生環境が整備されてきている現在では、本来の人体寄生虫症の蔓延は、まず再現することはないと思います。一時下火になった寄生虫が、ずさんな堆肥造りや発酵不十分な有機肥料が流通することによって、再興することはあります。現に今がその時ですし、回虫の復活が新聞紙上をにぎわせています。報道内容をよく点検してみると、「無農薬・有機肥料栽培野菜ブーム」にもアメリカのようなオーガニック表示の基準がないだけに、「油断していたら、安全性にも限度がありますよ」というキャンペーンに回虫の復活が利用されただけで、戦後の「国民病」と言われたときの状況を再現しつつあるというわけではありません。

むしろ、クジラが本来宿主であるアニサキスの人体感染例のほうが、異種寄生であるだけに、重大な関心を呼んでいます。また、一九八〇年代に子牛の下痢症の原因として、クリプトスポリジウムが発見され、注目されていたものが、一九九〇年代になって健康なヒトにも感染することが分かって、大騒ぎになったように、これから二十一世紀には新しい人畜共通の寄生虫が新興感染症として、再興感染症を上回るようになるでしょう。ＷＨＯ（世界保健機関）は二十一世紀は感染症の世紀ととらえ、危機をつのらせています。

第三章　寄生虫の免疫・感染防御機構攪乱戦術

三・一　寄生虫ワクチンでヒトを免疫しても感染防御できない仕組み

寄生虫は、思いのほか巧妙な動物で、ヒトの感染防御機構を撹乱（かくらん）・突破します。そのため、ヒトは何度でも再感染を繰り返し、終生、感染防御に役立つ免疫は獲得できないのです。

これまで、ＷＨＯ（世界保健機関）はマラリア撲滅のために様々な対策を講じてきましたが、その一環としてマラリアワクチン開発計画を世界各国の研究者を動員して永年にわたり推進してきました。しかしながら、吸血昆虫の媒介するマラリアやフィラリアなどのワクチン製造の試みは、実験室の段階での成功例の報告はあるものの、実際には、ことごとく失敗しました。

一方、寄生虫感染による免疫機構に関する基礎的な研究は、少しずつ実を結び、さまざまな実験動物を使って、各種寄生虫の発育段階の幼虫に対する感染防御能力を検討した結果、ある研究分野では、将来に期待がもてる成果を発表しています。しかしながら、人体感染を本当に防げるのかどうかについては、まだまだ予断ができません。

寄生虫がヒト固有の寄生部位に定着して成熟を遂げるために、元々外来の異物を取り除こうとするヒトの健全な免疫機構をだましたり、撹乱するメカニズムが虫の側に備わっているのです。風邪をひいたら高熱がでて、全身症状が現れます。これはインフルエンザウイルスに対して、ヒトの免疫細胞が総動員され、ウイルスを殺すか無毒化して、排除しようという闘いが体内で起こっている証拠です。細菌やウイルス感染は総じてヒトの免疫機構を活性化します。

寄生虫もまた、ヒト固有の寄生虫でない限り、免疫細胞や血中抗体という、侵入してきた病原体の抗原に結合する血清成分との闘いを強いられます。例えば、渡り鳥の血管に住み着いて成熟し、産卵する住血吸虫（じゅうけつきゅうちゅう）があります。カモとムクドリの住血吸虫なのですが、糞に混じって卵が水田に排泄されますと、ミラシジウムと呼ばれる幼虫が殻から脱出して水中に泳ぎだします。この幼虫が中間宿主であるヒラマキモドキとかヒメモノアラガイという淡水産の貝を目指して泳いで行き、皮膚に取り付いて軟部組織に自力で侵入します。そして春先の田植えの時期にセルカリアという幼虫に育って、再び水中に泳ぎだします。このセルカリアという幼虫が本来の宿主であるカモやムクドリの水掻きまたは皮膚・粘膜から侵入して血流に入って、腸管膜の静脈に戻ると成虫になり、生活環が一巡するのです。

時には、間違って水田作業中のヒトの皮膚に侵入することがあります。全くの異物である鳥のセルカリア幼虫の経皮感染が起こるのですから、ヒトの免疫細胞だって黙っているわけにはいきません。寄ってたかってこのセルカリア幼虫をやっつけようとします。壮大な敵味方入り乱れての合戦が皮膚の下で始まります。感染したヒトの皮膚は、セルカリアが侵入した一つ一つの部位に粟粒（アワ）から米粒ほどの赤く腫れる丘疹を作り、その丘疹は隣同士で癒合して大きくなり、とてもかゆくて我慢できないほどになります。夜も寝られないほどにかゆくて、爪で引っ掻いたりしますと、水疱が破れて水がでて、ほかの細菌の二次感染を起こして、皮膚炎はさらにひどくなります。

今から二〇年ほど前に、全国各地の農村部でこのような皮膚病が流行しました。この皮膚炎を

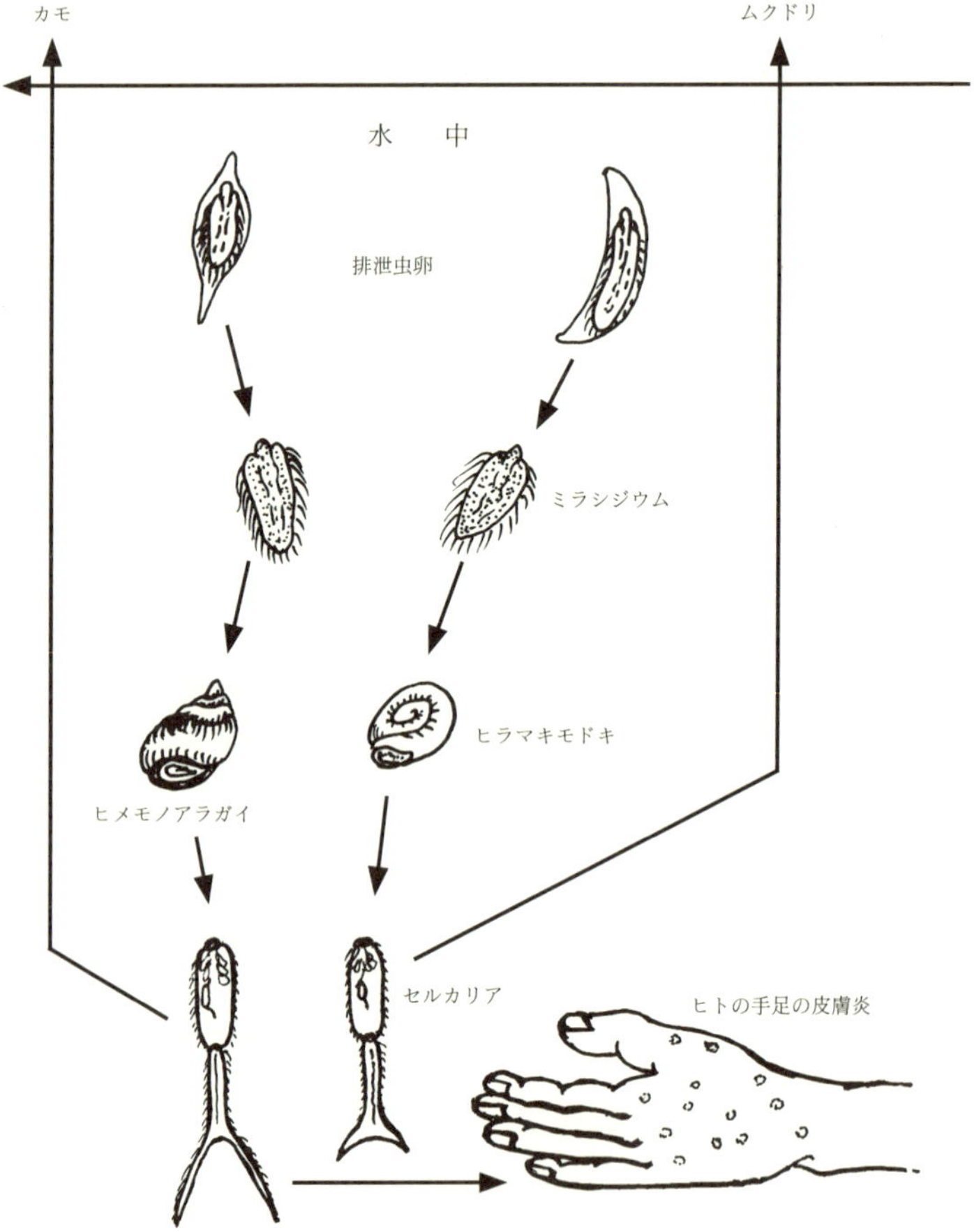

図 3·1　鳥類住血吸虫の生活環(村田原図)

「水田皮膚炎」または「セルカリア性皮膚炎」と呼んでいます。当時は、公害・化学物質による水質汚染が社会問題となった時代でした。当然のことながら、集団的に皮膚炎が発生すれば、まず化学物質による皮膚炎を疑います。原因が異なる二つの皮膚炎を鑑別する方法がまだ発見されていない時代でしたので、損害賠償責任を追及する動きもありましたし、一方では、疑われた企業が水質汚染がないことを証明して、公害訴訟の責任を回避するための水質検査を徹底的に行いました。しかし、皮膚炎が発生した水田の水は、時々刻々変わっていますし、化学物質の分析結果は、必ずしも原因となる物質を特定できないケースが多かったのです。そのような状況の中で、私たち寄生虫学者は、水田におけるカモの飛来を目撃し、また、田圃に中間宿主となる貝の発生を確認すると共に、何千という貝を採取して、その貝の一群からセルカリアの游出（ゆうしゅつ）を試みたのです。このような状況証拠が得られたとしても、水質検査の成績が曖昧だと決め手にはなりません。

そこで、私たちは、当時、国立予防衛生研究所の寄生虫部の鈴木了司室長のもとで、蛍光抗体法という技術を用いて、皮膚炎患者の血清に含まれるセルカリアに対する抗体を証明することで、真の原因を直接的に証明するための研究を行いました。はたせるかな、目論見（もくろみ）は当たり、蛍光顕微鏡の暗がりの中で、患者血清とスライドグラスに張り付けたセルカリアが反応し、さらに蛍光抗体を二重にくっつけて、ホタルのように輝いたではありませんか。……ヤッターと思わず叫んでしまいました。もちろん、セルカリアによる皮膚炎患者以外の血清では光りません。

鳥類住血吸虫のセルカリアによる皮膚炎は二から四週間後には自然に治り、侵入したセルカリアは、その場で死んで消化され、免疫細胞によって処理されてしまいますので、けっして成虫になることはできません。

それでは、ヒトに適合した住血吸虫はどうなのでしょう。

ヒトや哺乳(ほにゅう)動物に感染して肝臓の門脈で成虫になり、産卵する日本住血吸虫でもセルカリアが皮膚に侵入すると、ワセとかカブレと呼ばれる弱い皮膚炎を起こすことが知られています。個人差はあると思いますが、イネやムギの刈り入れの時にモミの細かい毛が皮膚に触れてかゆくなる程度と聞いています。鳥類住血吸虫のセルカリアの皮膚炎のような我慢できないかゆみや腫れとは違うようです。日本住血吸虫のセルカリアは、水中をY字型に二分かれした尾を動かして泳ぎ、皮膚に到達すると自ら尾部を切り落とし、口吸盤から粘液を出して吸着します。この粘液には皮膚の角質を溶かす作用があり、身をくねらせて皮下に穿入(せんにゅう)します。皮下に到達したセルカリアは外皮を脱ぎ捨てて、シストソミューラと呼ばれる幼虫の発育段階となります。この幼虫は、速やかに血流に乗って腸管膜静脈へと逃れます。皮膚に脱ぎ捨てられたセルカリアの外皮は、自己融解と遊走細胞の攻撃によって取り除かれるのですが、虫の本体はもはやそこには存在しないことから、皮膚の炎症は軽いのではないかと思われます。永い共存の歴史の中で、宿主の免疫細胞も免疫学的寛容を身につけており、寄生虫の本体攻撃をあきらめているのかもしれません。または、発育の途中で死滅した虫体が犠牲となって抗原としての標的の役割を担い、代謝産物の抗原刺激と共に免疫細胞を攪乱して、さらに成長した寄生虫本体の逃亡を助けているのかもしれません。

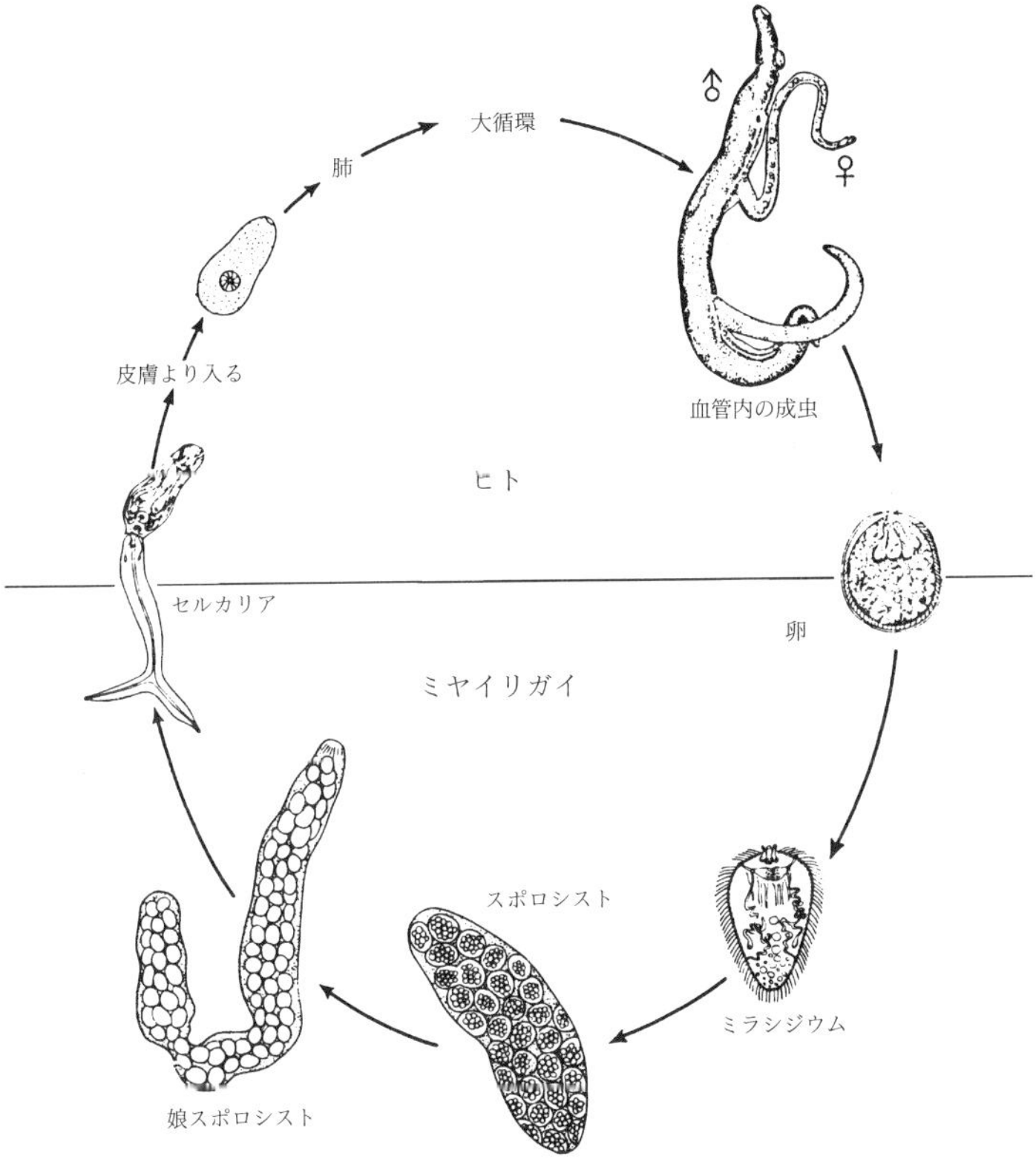

図 3・2　日本住血吸虫の生活史(板垣原図：医寄生学，1965，一部改編)

肝門脈内で、性成熟を遂げた住血吸虫は雌の体に包まれた雄とペアとなって産卵を開始します。静脈内に産み出された虫卵は、腸粘膜や肝臓に蓄積して、宿主に傷害を与えながら、粘膜が潰瘍を作り、粘膜が壊死（えし）して脱落するまで、卵としての抗原刺激を続け、宿主には、成虫・幼虫・卵に対応する特異抗体の産生を促し続けます。結果的に、成虫は独特の体表構造をなす、疎水性の角質外皮に覆われて、血流の中で生活しているにもかかわらず、体液性の抗体や免疫細胞の攻撃から身を隔離しているようにも見えます。実際には、成虫の体表を構成するタンパク質抗原には、宿主側の様々な特異抗体が結合して、複雑な架橋構造を形成していることがわかっています。この抗原・抗体結合物が積層することによって、異物を認識する新たな細胞性免疫機構の攻撃を避けているのかもしれません。寄生虫が分泌する成分が免疫細胞を刺激して活性化するインターロイキンなどの生理活性物質と競合して、骨髄系や胸腺由来の免疫細胞の増殖を妨げているとの報告もあります。同じ住血吸虫でも哺乳動物と鳥の住血吸虫では大違いです。

なかなかにしぶとく、巧妙に身の保全を図っていることがお分かりいただけたでしょうか。

三・二　食品由来の寄生虫の感染が成立する理由

ここまでは、食品を介さない吸虫類の忍者のような生活をお話ししましたが、今度は消化管に寄生する吸虫類のお話です。横川吸虫は、アユ・シラウオ・ウグイなどの皮下や筋肉内でメタセルカリアと呼ばれる幼虫期を過ごします。ここでは高級料理店で出される「酢味噌あえ」や「せごし」または「アユ寿司」として食されるアユ、「軍艦巻き」や「三杯酢」や「躍(おど)り食い」で生食されるシラウオについて述べてみましょう。

腸管内寄生の横川吸虫は、成虫でも一・五ミリメートル程度の小さな虫で、何百、何千個体の成虫が感染しない限り、ほとんどは自覚症状はありません。腸粘膜の絨毛(じゅうもう)の間に頭をつっこんで消化された栄養成分だけをチュウチュウ吸って生きているのです。ほとんど腸粘膜を傷つけませんので、出血や下痢を起こさず、せいぜい軟便程度で済みます。これも、宿主が虫を排除しようとする免疫や様々な抵抗を和らげている仕組みの一つです。

このほか、肝臓に付属する胆嚢(たんのう)および十二指腸に連絡して胆汁を送り出す輸胆管に好んで寄生する肝吸虫は、一ないし二センチメートル位の扁平な吸虫で、よほど多数寄生しない限り自覚症状はみられません。重症化した例では、肝臓の腫れや肝機能障害がみられるほか、胆管壁の肥厚がみられ、時には石灰化した死滅虫卵を核にした胆嚢結石に移行することもあります。長期の胆石の刺激により胆管ガンに進行するとも言われています。しかしながら、腸管内や胆管内に寄生している寄生虫の免疫抗体の産生は弱く、再感染を防ぐほどの効果はありません。

前にも述べたように、水辺のクレソンやセリなどをサラダで食べて、本来、ウシの胆管に寄生する肝蛭(かんてつ)が間違ってヒトに感染した場合には、肝臓内の胆管に寄生します。成虫の二ないし三センチメートルのヒルのような扁平な体形に成長するまでの間、幼虫は、肝臓内を移動して壊死巣(えしそう)を作っ

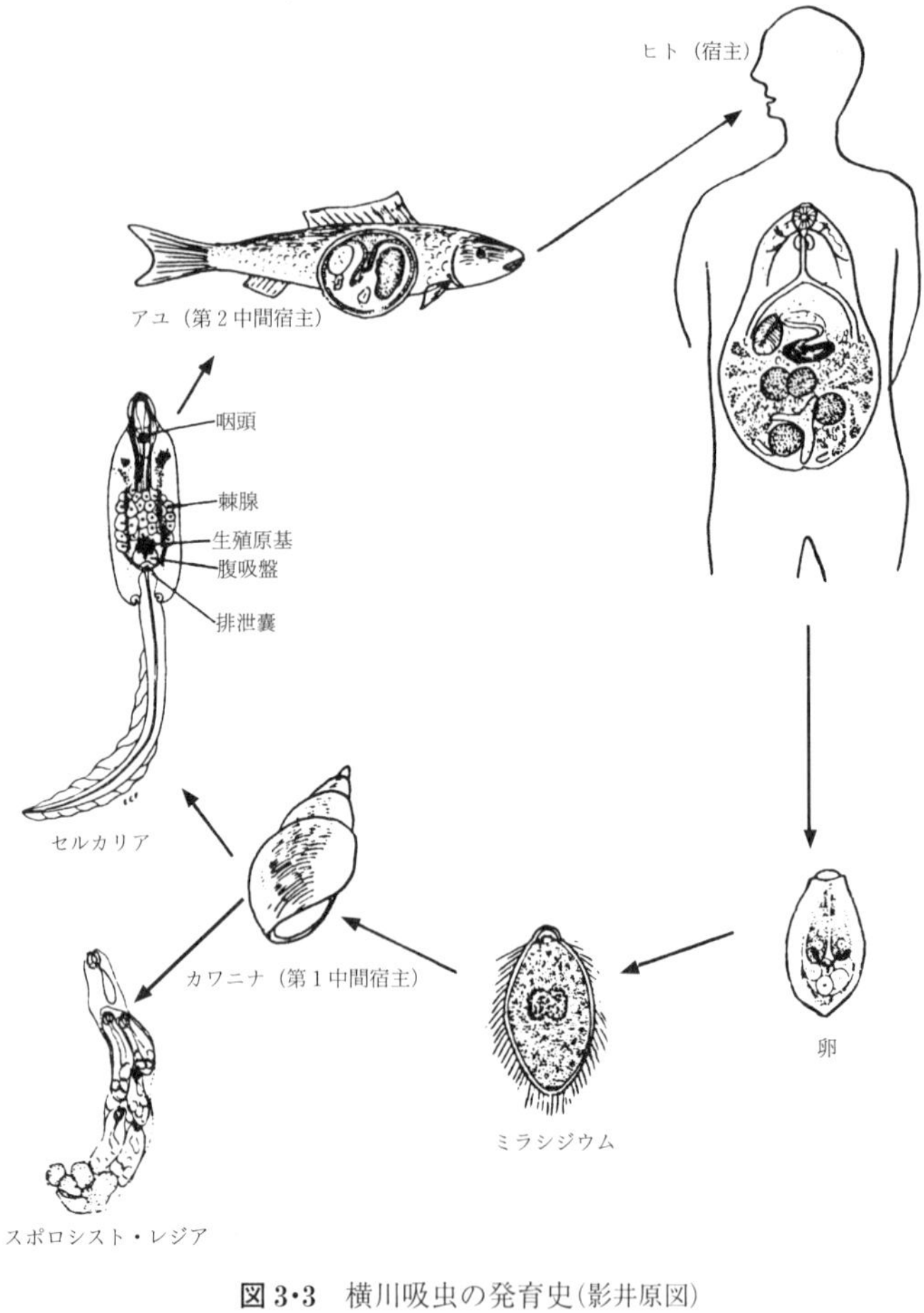

図 3･3　横川吸虫の発育史(影井原図)

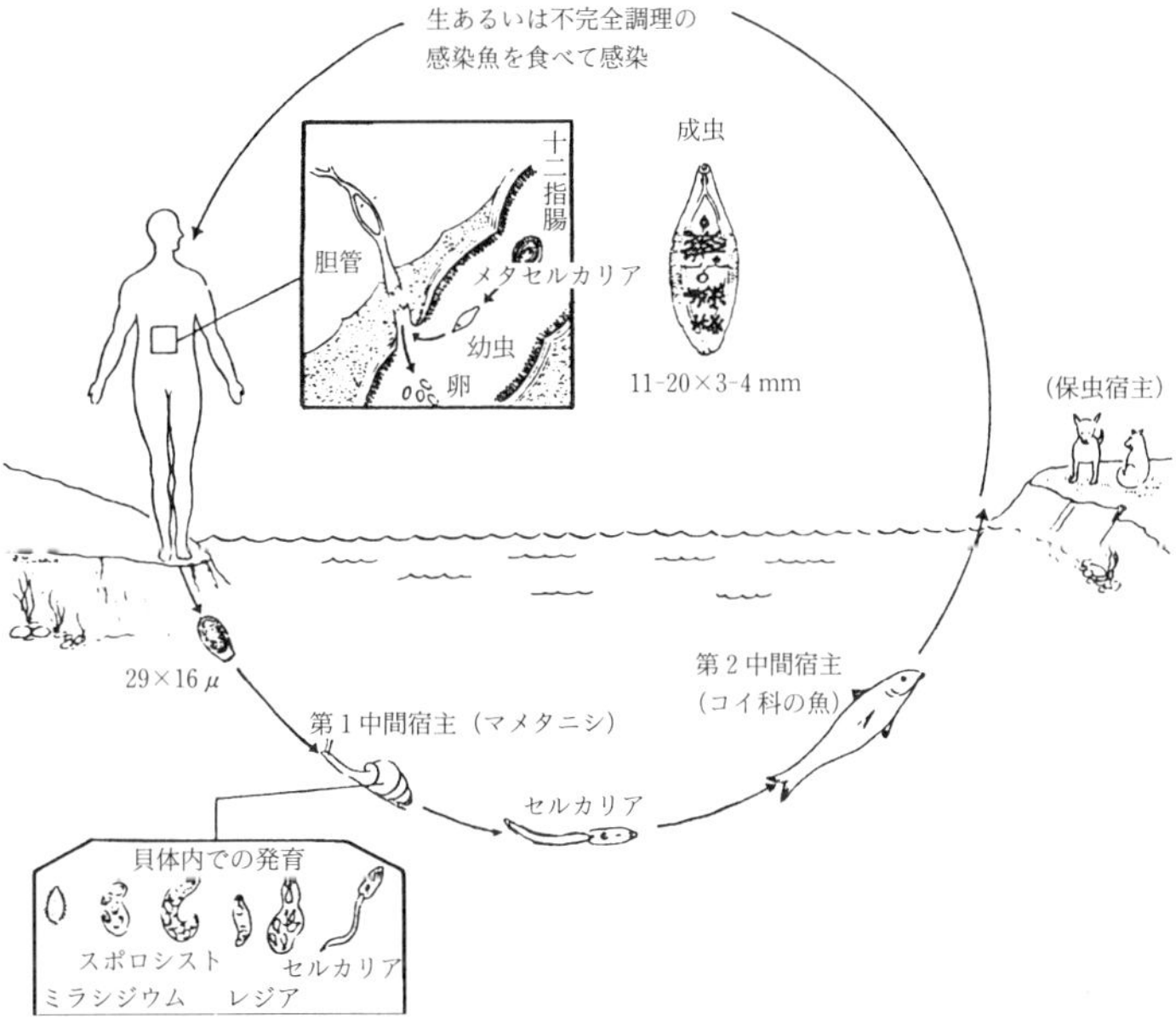

図 3･4　肝吸虫の生活史(Jefferey and Leach, 1966. 一部加筆)

たり、腹腔にでた幼虫が他の臓器に侵入して、様々な傷害を与える場合があります。異所寄生としては血管・皮下組織・脳・眼などから見つかった例もあります。成虫が胆管に住み着くと、症状は幼虫期と比べて軽くなります。胆管の閉塞や胆管壁の肥厚を伴って胆管造影では拡張像がみられることもあります。幼虫の臓器侵入性が高いものは、一般的に血中抗体の増強が認められていますが、血清診断に役立つ抗体の産生は高まるものの、感染防御に役立つことはありません。

サワガニやモクズガニから感染する肺吸虫にはウェステルマン肺吸虫と宮崎肺吸虫の二種類があります。カニのエラや筋肉および心臓周辺に透明なカ

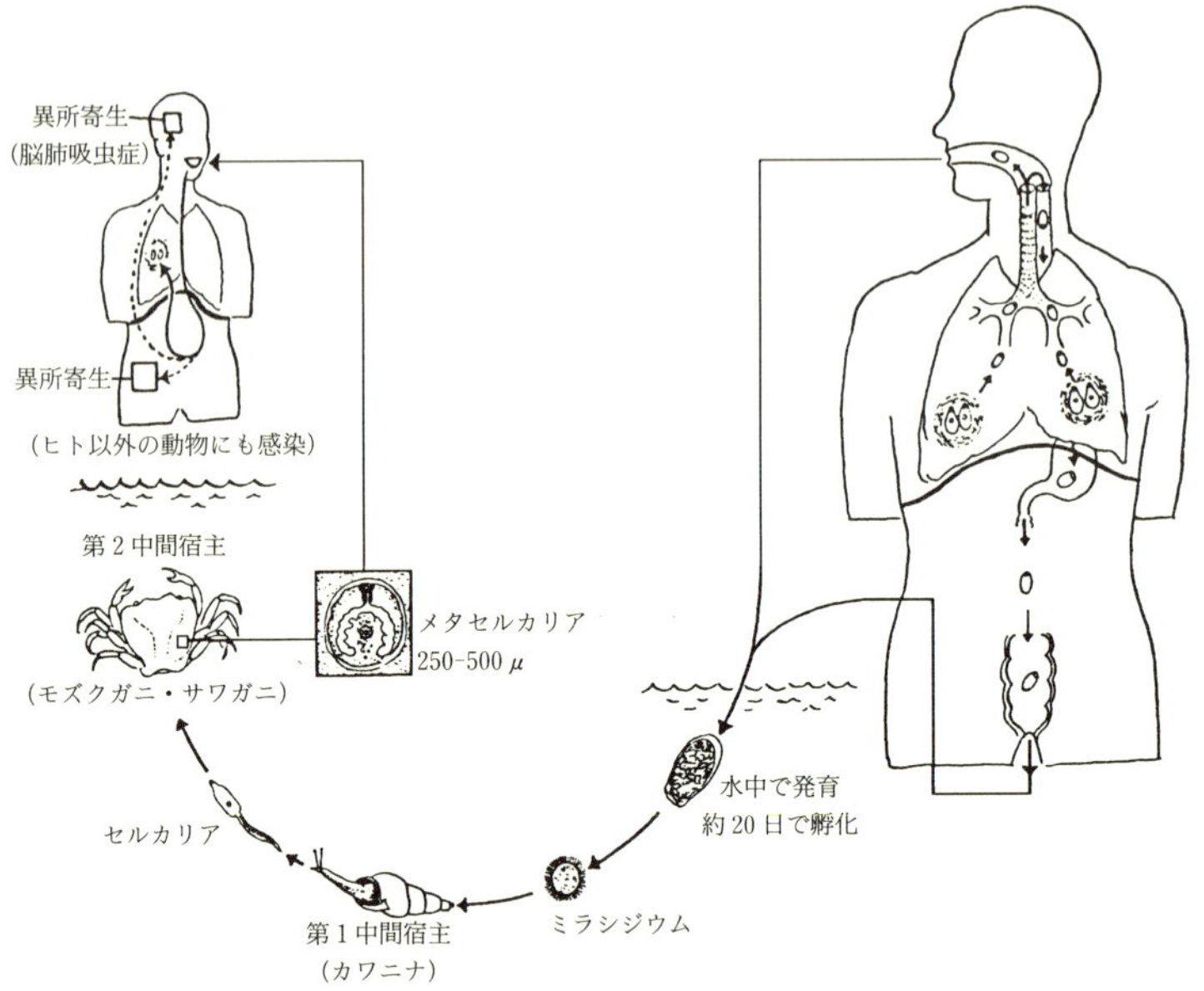

図 3・5　ウェステルマン肺吸虫の生活史
(Jefferey and Leach, 1966. 一部加筆訂正)

プセルに包まれた被嚢（ひのう）幼虫が寄生していることがあります。この肺吸虫の本来の宿主は、キツネ・タヌキ・イタチ・イノシシ・イタチなどの野生動物なのです。沢におりてきた野生動物がサワガニやモクズガニを食べて感染し、野生動物の肺に虫嚢と呼ばれる袋をつくり、その中で雄と雌が抱き合って成虫になります。盛んに卵を産んで、気管支に損傷を与え、卵は痰（たん）と共に咽頭に運ばれ、時にはそのまま吐き出されたり、痰を飲み込むと便から排泄されます。ウェステルマン肺吸虫の第一中間宿主は淡水のカワニナ、宮崎肺吸虫の中間宿主はアキヨシホラアナミジンニナと呼ばれるケシ粒ほどの小さな貝で、洞窟の地下水脈や川の伏流水中に生息しています。卵から孵化した幼虫・ミラシジウムは、これらの中間宿主の柔らかい体表部から侵入して、増殖し多くのセルカリアという幼虫となって、再び水中に泳ぎだします。

脱皮直後のサワガニやモクズガニの柔らかな皮膚やエラなどからカニの体内に侵入して、被嚢幼虫となったものは、次の終宿主に食べられるのを待ちます。ヒトが感染するのは、第二中間宿主であるカニを生で食べるか、加熱不十分な調理法で食べた場合です。地方によって「カニ汁」または「おぼろ汁」と呼ばれる大鍋料理が河原で「芋煮会」のように振る舞われることがあります。だしに潰したカニを使い、土地の旬の野菜と味噌を加えて、えもいわれぬ美味しい鍋料理が出来上がります。グラグラ煮立った鍋料理では、感染源のメタセルカリア幼虫は死んでしまうのに、どうして感染してしまうのでしょうか。それには思わぬ落とし穴があるのです。

おぼろ汁の「おぼろ」とは、まな板代わりの荒削りの板や川端の平べったい石の上で、布巾か手ぬぐいを広げて、カニを殻ごとつぶして、布巾で包んで鍋に放り込みます。一煮立ちしたら布巾に包まれたつぶしたカニを引き上げて、ぎゅっと絞りますと、カニの汁が卵のホイップみたいに鍋の表面に広がります。問題は、まな板代わりに使った板の表面にメタセルカリア幼虫が漏れだしてくっついていることがあるのです。顕微鏡でなくては見えない幼虫ですから、調理人の手指や爪の間にも入っています。この調理器具や手指をよく洗わないで、次に「たくわん」やお浸しなどを切ったり盛ったりしたときに感染することがよくあるのです。

肺吸虫の幼虫は、胃酸の刺激を受けると、腸でカプセルから脱出して、腸粘膜に侵入し、あるものは血流に乗って、またあるものは腹腔に出て、自力で横隔膜を通過して胸腔に侵入します。そして、定住先である肺の表面から肺臓の中に侵入します。この体内移行する間に、腹痛・下痢などの消化器症状がまず起こり、発熱に次いで胸痛・咳・血痰など胸部症状が出て、肺に穴をあけることによって気胸を起こして急に息苦しくなったり、胸膜炎を併発して胸水がたまるなど重症となります。虫嚢はウズラの卵大にもなることがあり、胸部X線撮影では、輪状影・結節影・浸潤影がみられ、結核や肺ガンと間違われることもあります。宮崎肺吸虫は、ウェステルマン肺吸虫より虫嚢が形成されて性成熟に至る例が少なく、したがって、喀痰(かくたん)から虫卵が検出されるケースはまれです。肺吸虫の感染と体内移行期には、この虫に対する抗体がたくさん産生されるので、血清検査で正しく診断できます。しかし、抗体がいかに多く産生されたとしても、再感染を防ぐことはできません。

三・三　寄生虫は宿主の好みがうるさい

終宿主すなわち本来宿主と寄生虫の種によって適合性のあるものと、ないものがあります。このほか、寄生虫の中間宿主とある種の寄生虫の幼虫との間にも相性（適合性）の良いものと悪いものがあります。

(一) 幼虫期に選り好みが激しいもの

日本住血吸虫の中間宿主は日本ではミヤイリガイでなくてはなりません。外国では、それぞれ国によって種が異なります。

ミヤイリガイに日本住血吸虫のミラシジウムという幼虫を実験的に感染させて、その貝の軟部組織を六ミクロンくらいの薄さにスライスして染色後、顕微鏡で見てみますと、侵入後一皮ぬいだシストソミューラという幼虫の周りには、遊走細胞・食細胞の取り巻きがみられません。しかし、適合しない貝では、この幼虫が全く組織に侵入できないか、または侵入できたとしても、貝の遊走細胞の食作用を受けて死滅してしまうことが分かっています。したがって、寄生虫が主を選ぶのか、宿主が寄生虫を選択しているのか、ヒトの相性みたいにデリケートなものがあるようです。

中間宿主を選り好みしたくせに、日本住血吸虫のセルカリア(皮膚に侵入する幼虫)はヒトを含めて、イヌ・ブタ・ネズミなど哺乳動物のほとんどに感染して成熟できる無節操ぶりを発揮します。

(二) 成虫期に選り好みが激しいもの

(1) 広東住血線虫(カントンじゅうけつせんちゅう)

小笠原諸島や沖縄列島にはアフリカマイマイという八センチメートルにもなる陸生の巻き貝が広く生息しています。強烈な植物害虫で本土上陸を植物検疫所は必死で防いでいます。この貝には、

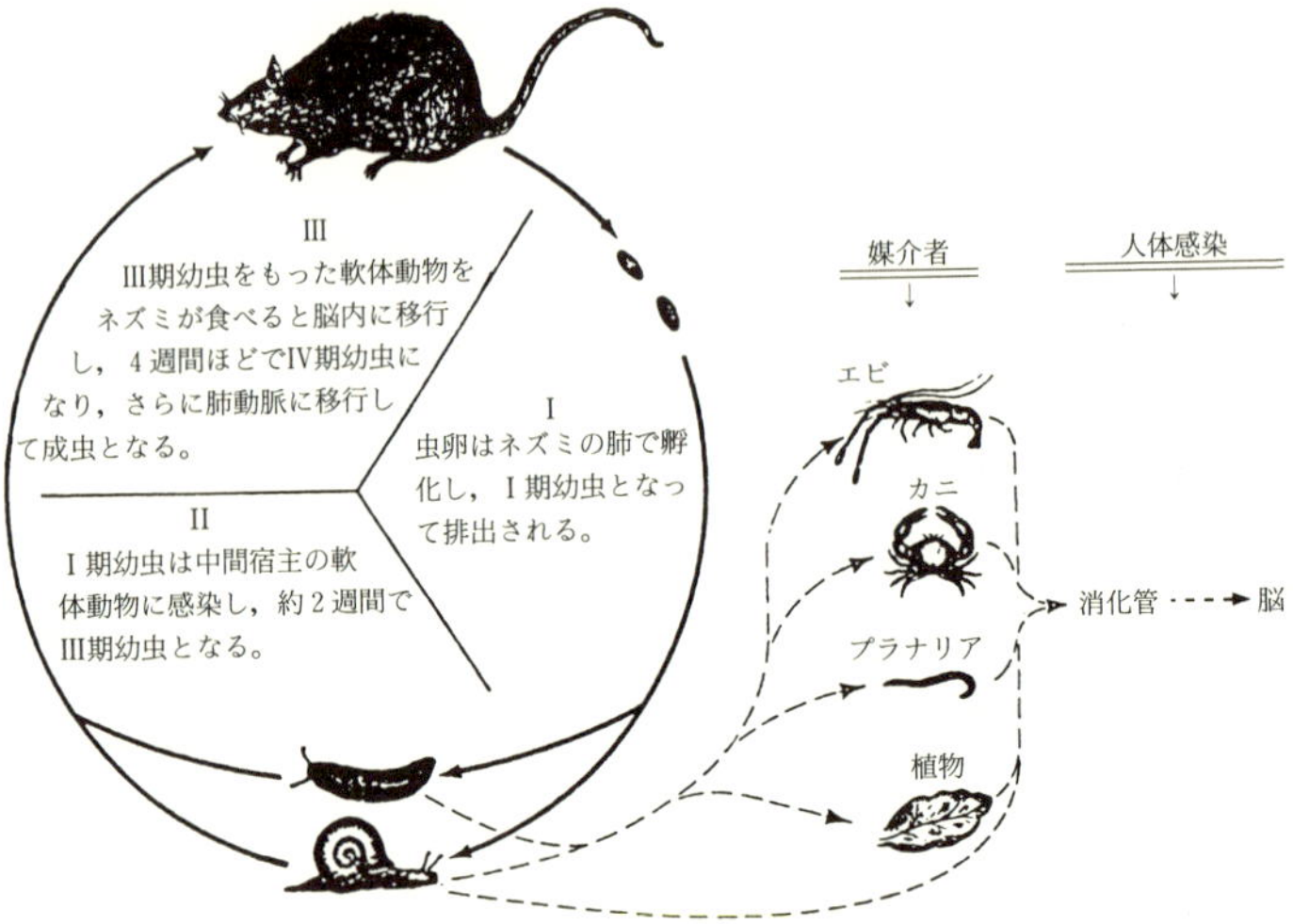
III
III期幼虫をもった軟体動物をネズミが食べると脳内に移行し，4週間ほどでIV期幼虫になり，さらに肺動脈に移行して成虫となる。
I
虫卵はネズミの肺で孵化し，I期幼虫となって排出される。
II
I期幼虫は中間宿主の軟体動物に感染し，約2週間でIII期幼虫となる。
媒介者
人体感染
エビ
カニ
プラナリア
植物
消化管
脳

図3・6 広東住血線虫の生活史とヒトへの感染ルート
(Alicata and Jindrak, 1970. 一部加筆)

三〇から五〇％の確率で、広東住血線虫の幼虫が見いだされています。この貝の肉を調理した時に、手指のわずかな傷口からも感染しますし、加熱不十分で食べた場合には、〇・四ミリメートルの小さな幼虫が感染して、血流により脊髄や脳に運ばれ、好酸球性髄膜脳炎を起こし、大人でも強烈な偏頭痛やてんかん様の発作を引き起こし、小児では死の転帰をとる場合が少なくありません。裸足（はだし）で歩いて貝を踏みつけて、貝殻で傷を負うとその傷口からの感染も起こります。

ところで、この幼虫は、まことに節操がなく、ナメクジでもカタツムリでもどんな無脊椎動物にも感染して、やがて、ドブネズミ・クマネズミに食べられて、ネズミの肺の血管で成虫になります。ナメクジが這い回ったキャベツの葉の粘液にも感染幼虫が付着しています。そんな訳で、アフリカマイマイを水際で阻止しても、ネズミの上陸を阻止しない限り、この嫌らしい虫の本土への侵入を防ぐことはできません。東京湾のゴミ処分場、横浜・大井埠頭などには、何十年も前から、この虫が土着しており、全国調査の結果では、北海道礼文島にまで分布しています。この寄生虫は本来、南の方の虫ですが、中間宿主を厳選しない節操のない性質であるために、たちまちのうちに、日本も汚染地域となってしまいました。そのくせ、終宿主はネズミでなくては肺の血管内で成熟できないというように、けっこう選り好みの激しい虫でもあるのです。

(2)　アニサキス

アニサキスの仲間には、アニサキス、シュードテラノバ、コントラシーカムがあって、それぞれ食物連鎖の頂点に立つ終宿主を選択しています。アニサキスの終宿主はクジラ・イルカなど鯨類、シュードテラノバはアザランなどアシカ科の海獣、コントラシーカムはカモメ・ミズナギドリなど海鳥類と決まっていて、それ以外の動物では成虫になって産卵することはありません。ヒトに感染して幼虫のまま寿命がつきるか、体外に排出されるまで傷害を与えられるのは、アニサキスとシュードテラノバだけで、コントラシーカムは人体には無害です。

図2・2に示したように（三九頁）、アニサキス類の食物連鎖を経由してのライフサイクルは、海水中に排泄された卵から第Ⅰ期幼虫が孵化（ふか）し、オキアミなどの動物性のプランクトンの体内に蓄積され、脱皮して第Ⅱ期幼虫となります。このプランクトンを食べたイワシ類でさらに濃縮され、

二度目の脱皮をして第Ⅲ期感染型幼虫となります。イワシ・スルメイカ・ニシン・ホッケ・サバ・スケトウダラ・マダラなど私たちが日常食べている大衆魚へと感染・濃縮され、時にこれらの活きの良い魚を刺身や酢の物、「たたき」や「なめろう」などの調理法で食べた時に、アニサキス症が発生する訳です。

漁獲されずに、クジラやイルカ、アザラシにこれらの魚介類が食べられた場合に、アニサキスの生活環は完了し、おとなしく、終宿主の消化管内で成虫となって再び産卵を繰り返します。

世界中で、捕鯨禁止条約が批准され、アイスランド・カムチャツカ・カナダ・アラスカに住む人々にのみ捕鯨が必要量だけ許されています。これまで我が国の調査捕鯨は継続されてきましたが、国際世論は調査捕鯨すら禁止の方向に向かわせています。国際条約で指定されていない小型鯨類のコクジラ・コイワシクジラ・ミンククジラやイルカ類の捕獲も、自然保護団体などの活動により年々難しくなってきました。

さて、完全に捕鯨ができなくなった場合、北氷洋、南氷洋のクジラ生息海域のみならず、出産・育児の場所であるカリフォルニア湾、ハワイ諸島などのホエールウオッチング海域や、我が国では小笠原諸島や壱岐・対馬などの海域（玄界灘）の魚介類に益々アニサキス汚染が進行するものと考えられます。私たちの魚種別・産地別のアニサキス寄生状況調査で、サバでは伊万里産が一〇〇％で一尾当たりの寄生数が二五〇を越えるものが含まれ、五〇以上のものが七〇％台と、北海道のスケトウダラと同様の寄生状況であったことを報告しています。一方、瀬戸内海の淡路西淡町産のサバは寄生率が八％台と低く、しかも一尾当たりのアニサキス寄生数も〇～一〇以下で、鳴門海峡の根付きのサバの安全性が高いことも分かってきました。この成績から言えることは、「大衆魚介類のアニサキス汚染は、海産哺乳動物との遭遇チャンスが増えれば増えるほど進む」ということです。

さて、どうしたものか……。アニサキス症の累積患者数は北海道と九州の各県がそれぞれ一、〇〇〇人規模で、他の府県の何百以下と比べて一桁も多いのです。これまでアニサキスが見つかった魚種は、およそ一三〇種余り、あらゆる魚介類は大なり小なり感染しているものと考えた方がいいのです。

オランダでは、ニシンの柔らかな薫製が好まれ、よく生食もします。そこで、政府はアニサキス被害防止のために、ニシン法という法律で、ニシンをマイナス二〇℃で冷凍することを義務づけています。この法律の施行以来、アニサキス症例は激減しています。アニサキスは、マイナス一八℃で四八時間以上冷凍すれば死んでしまうからです。

アメリカでも、日本食ブームにより寿司バーが広がり、食品医薬品局（ＦＤＡ）は食材の魚介類の冷凍を呼びかけています。果たして、鮮魚・活魚の刺身大好きな日本人は受け入れることができるでしょうか？

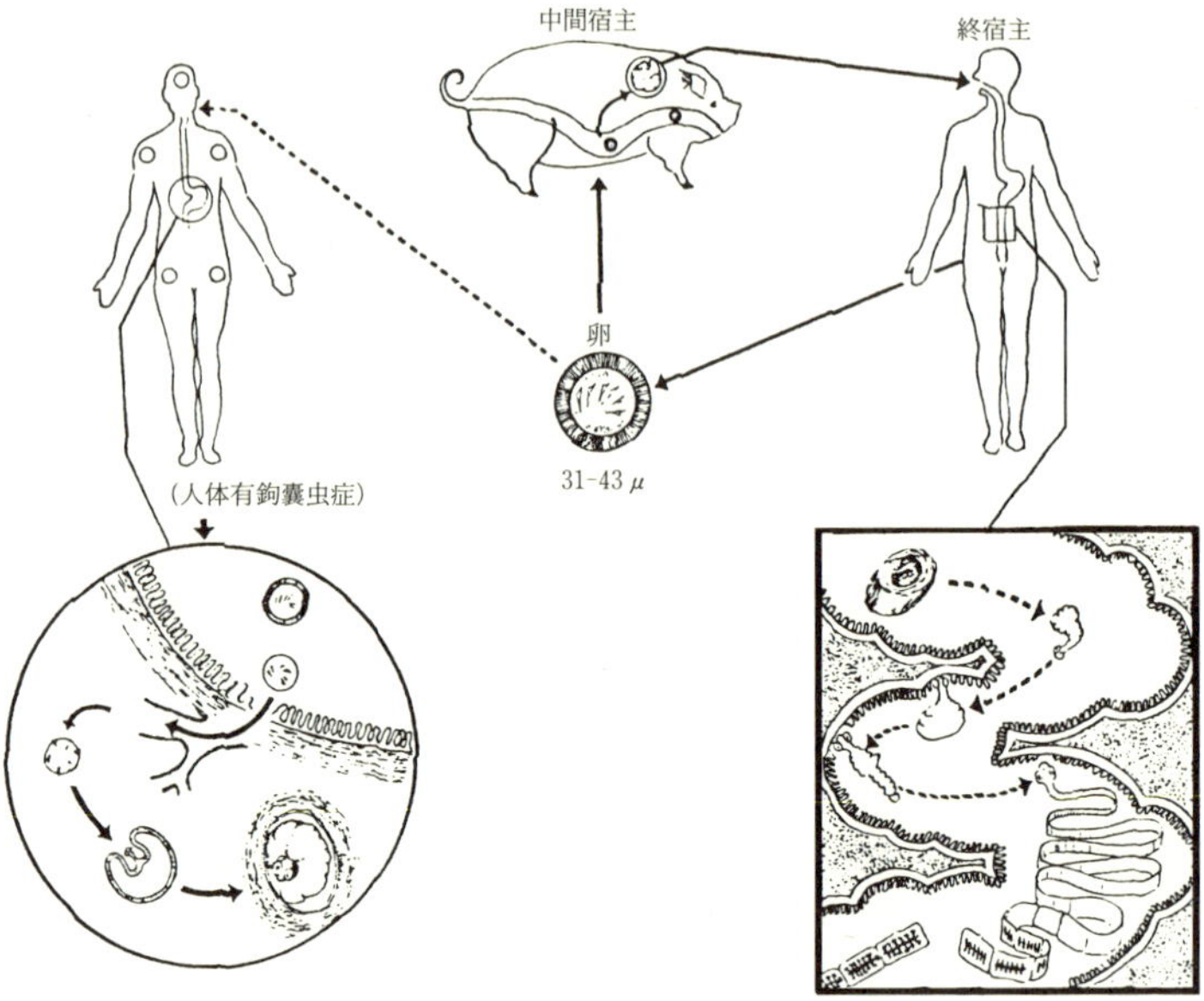

図 3･7　有鉤条虫の生活史（Jefferey and Leach, 1966）

(三)　中間宿主を選り好みしたうえに、ヒトの腸管でしか成虫にならない寄生虫

(1)　有鉤条虫・有鉤囊虫

ヒトの便に排出された卵が直接・間接にブタ・イノシシに経口感染し、腸で孵化した幼虫が全身の筋肉や臓器に移行して、水疱状の囊虫（幼虫）となったブタが原因となる有鉤条虫症は、ヒトが豚肉を生焼けか、生ハム・パテ・腸詰めの生ソーセージなどに手作りで加工して食べたり、ブタの挽肉をウシの挽肉と混ぜ、薬味・香辛料と塩を加えたペーストをパンやクラッカーに乗せるカナッペをパーティーで食べたりして、感染することが多いのです。

有鉤嚢虫はヒトの小腸でのみ発育して、成虫になります。中間宿主はブタのみですが、おかしなことにヒトも中間宿主になることも万が一の確率であります。それには、三から五メートルの有鉤条虫の成虫が寄生している患者の人糞に汚染された水や野菜・果実などを生で飲食することが必要で、卵が腸で孵化して、幼虫が筋肉内に嚢虫を作った場合には人体有鉤嚢虫症と呼んでいますが、この人がヒトに生で食べられた場合にのみ、食べた人の腸管内で成虫となります。この食べられた人はたまたま中間宿主とも呼ぶことができるのです。滅多にないことではありますが……変な猟奇事件が報道されていますので……念のため記載しておきます。

(2)　無鉤条虫（むこうじょうちゅう）・無鉤嚢虫

無鉤条虫の虫卵を含むヒトの便がウシの放牧場に散布され、牧草を汚染した場合、または、下水設備のない地域で、河川の水が汚染された場合などに虫卵がウシに感染して、その幼虫が腸粘膜から血流に乗って筋肉に運ばれて、水疱状の嚢虫に発育します。

一九九三〜九四年、神奈川県の平塚と場に搬入された黒毛和種に、この嚢虫が見つかって、全身くまなく検査したところ、あらゆる筋肉にこの嚢虫が分布していることが分かりました。結局、このウシは食用とはならず、前廃棄処分となりました。同一の牛舎で肥育されていた六十数頭も全てこの虫に感染していることが判明し、その被害額は、一億円近い額になりました。感染ルートを調査した結果、この牧場の従業員に外国人が雇われておりましたし、この牧場に隣接して、木造ア

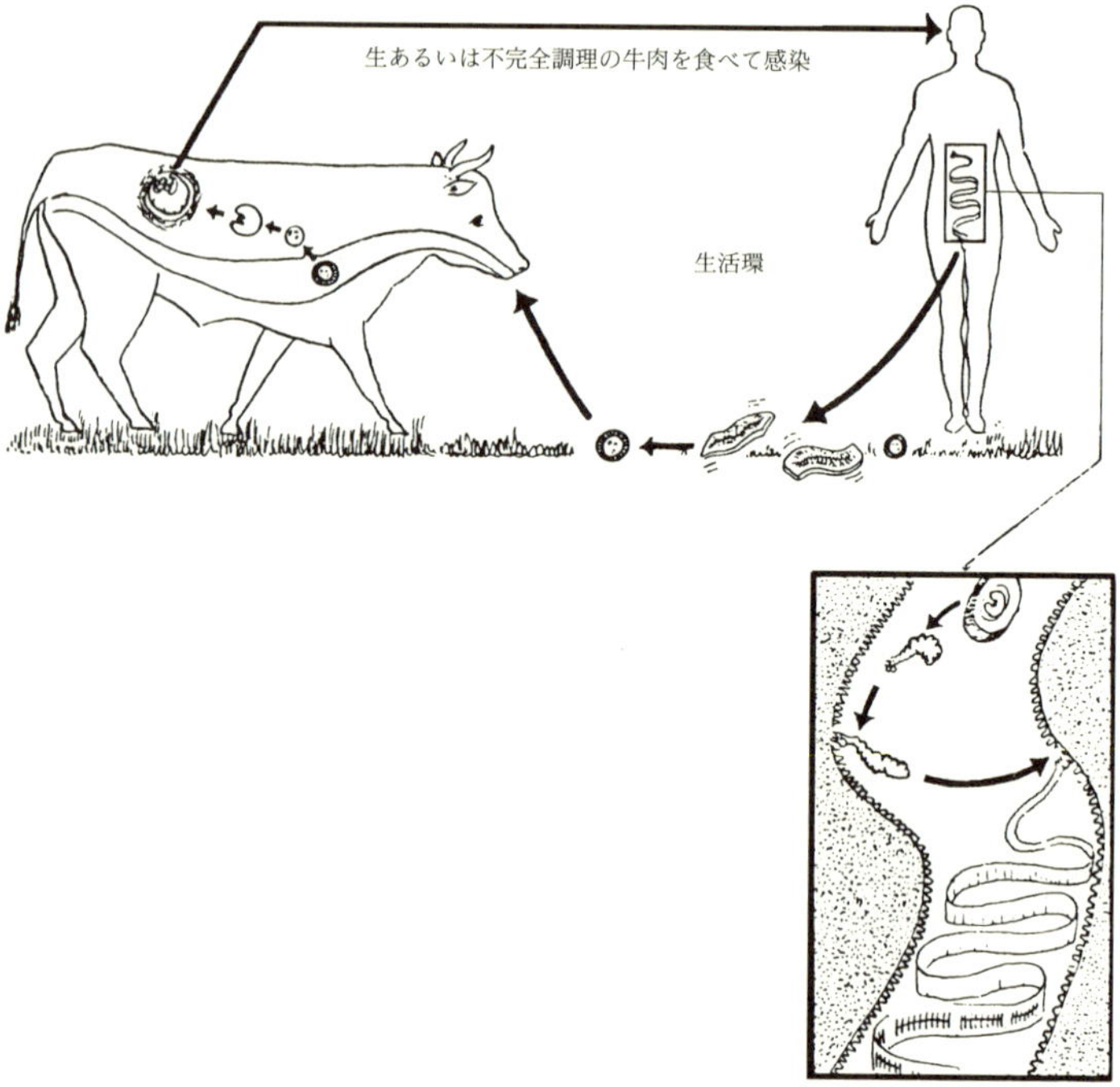

図 3・8　無鉤条虫の生活史（Jefferey and Leach, 1966）

パートがあって、そこに何十人かの工場労働者が共同生活をしながら、牧場内の農道を通って出勤していたのだそうです。この木造アパートの便所が汲み取り式で、人数に応じたものではなかったために、いわゆる「野ぐそ」状態であったと言われ、外国人の中に無鉤条虫に感染したまま就労していた者がいたものと推定されています。そのために牧草や表土が虫卵で汚染されて、肉用牛のほとんどが感染したと思われます。

カナダ（オンタリオ州）・キューバ・ボツワナ・ドイツ・ウズベキスタンなどの肉用牛の十

数パーセントに無鉤嚢虫が検出されているにもかかわらず、食用とされているため、牛ステーキは超ウェルダンで食べないと危ないと言われています。

ウシを襲ったライオンなどの野生動物では、絶対に成虫にはなれないというのが不思議です。ヒトだけが固有宿主ということになり、ウシだけが固有の中間宿主であり、誠にもって節操のある律儀な寄生虫と感心してしまいます。

（四）キタキツネとイヌ科の動物でのみ成虫になれるエキノコックス（幼虫）

(1) 多包条虫（たほうじょうちゅう）・多包虫（幼虫）

北海道旅行に出かけ、観光地や観光道路脇でキタキツネを見かけた人は多いと思われます。自然保護が行き届いた結果、キタキツネのみならずエゾジカやヒグマなどの野生動物が繁殖して、あちらこちらで被害が発生しているとの報道も見られます。確かに、キタキツネはすっかり人を怖がらなくなって、観光地や市街地付近にも出没するようになりました。

バイクでのツーリングでキャンプ生活を楽しんで帰って来た観光客が、野営地の近くでキタキツネを目撃し、沢の水を飲んだり、炊事をしたりして、「もし、キタキツネの糞で沢の水が汚染されていたらどうなるのか？」と私の所（東京都立衛生研究所）に時々問い合わせてきます。あいにく、私の研究所には診断用の試楽キットがないために、北海道立衛生研究所に血清を送って、診断を依頼することになります。ただし、抗体の産生には、何ヶ月かの期間が必要で、北海道ツアーから戻

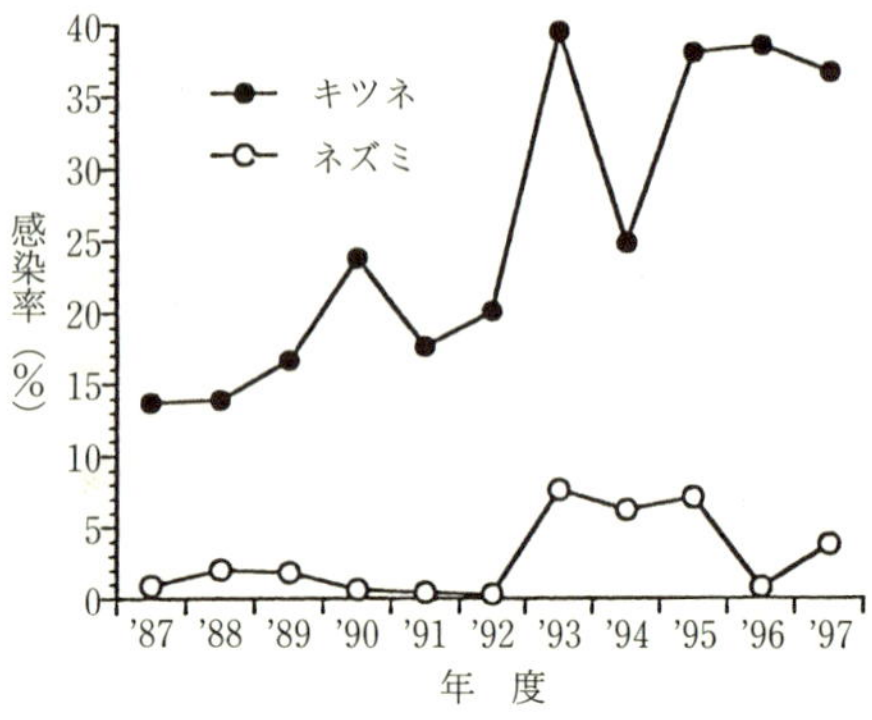

図3・9　多包性エキノコックス媒介動物感染状況
（北海道エキノコックス症対策協議会）

ってすぐに検査を行っても、正しい診断は下せません。さらに、血清中の抗体が陽性でも、北海道大学医学部で精密検査を受診しなければなりません。

キタキツネにはその約五〇%に多包条虫が寄生しており、原野に残されたキタキツネの糞からも虫卵が見つかります。キタキツネがブタやウマの産後の胎盤など、後産を掘り返して食べるために豚舎や馬小屋の周りに出没して、ついでに糞をまき散らします。その結果、エキノコックス（多包条虫）の卵が畜舎内に持ち込まれてブタやウマに感染したり、野菜や水を介してヒトにも感染します。ブタは離乳から六ヶ月余りの肥育期間で出荷されますし、ウマは肉用馬の場合、おおむね二年の肥育期間で出荷されます。これらのブタやウマの寄生率を調べてみますと、過去五年間に、ブタは〇・一から〇・三%、ウマでは〇・〇五から〇・八%に包虫（幼虫）が検出されたと北海道大学の野中成晃先生達は平成十二年一月に行われた公開セミナー「わが国のエキノコックスの現状と対策」で報告しています。

中間宿主エゾヤチネズミでは一・一%に多包虫が見つかっているほか、動物園のゴリラ・ニホンザル・オランウータンなどの霊長類からも見つかっています。ヒトでは、北海道内のエキノコックス症例の累計は、一九九八年度までの患者総数が三九九名で、一九〇〇年代に入ってから一二八例と患者数の急増がみられています。一九九八年の年間の受診者の約〇・一％が要観察者とされています。その内訳は、六九、五三三名の受診者のうち陽性・擬陽性が九六名と北海道立衛生研究所は報告しています。これまで要観察者と診断されたものは、年平均〇・二％程度でしたので、全住民を対象とした「集団検診と衛生教育の成果」が現れてきているものと、世界的に注目されています。

北海道外の患者数は、太平洋戦争中のシベリアなどの抑留生活を経験した人が三〇例、北海道長期生活者二三例、その他・不明者二三例、合計七六例が把握されています。一九九八年には青森のある養豚場で、本土感染例と推定されるブタの多包虫症が三例報告され、いよいよエキノコックスは津軽海峡を越えて、本土に上陸したか？と心配されています。

(2) 単包条虫(たんぽうじょうちゅう)・単包虫（幼虫）

エキノコックスと呼ぶ場合には、多包条虫と単包条虫の包虫（幼虫）を総称しています。

単包条虫では、寄生虫卵の経口摂取により、ヒツジ・ウシ・ブタ・ヤギ・ウマ・ヒトなどの筋肉や臓器に運ばれ、被嚢(ひのう)して最初は一ミリメートルの水疱の中に頭節を反転させた形で、次のイヌ・キタキツネなどの肉食動物に食べられるのを待ちます。発育は極めて遅く、一〇ないし二〇年すると直径が二〇センチメートルにもなります。包嚢(ほうのう)内には包虫液を満たし、その中に包虫砂と呼ばれる感染性の頭節原基を無数に遊離して浮遊状態になります。

多包条虫では、野ネズミ・ブタ・ヒトに卵が感染してリンパや血流により臓器に運ばれて、一から五ミリメートルほどの多数の小さな包嚢の集合体を作り、スポンジ状となり、やはり一五年以上の年月を経て、自覚症状がでてきて、エコー・CTスキャンでとらえることができるようになります。

これらエキノコックスを推定できる記録は、ヒポクラテスの時代（紀元前四世紀）にすでに存在しています。最近、北海道には単包条虫と多包条虫がすでに混在しているとも言われ、オーストラリアから東京・埼玉・岐阜・大阪・青森県に輸入された肉用牛からも〇・五％から最高七八％と高率に単包虫が見つかっています。これら、輸入牛や外国旅行でのレアステーキなどから感染した症例数の累計は二〇年間に七〇例余りとなっています。

いずれの包虫が感染したにせよ、中間宿主の死体や廃棄される臓器などの処理が不完全に行われるならば、終宿主のキタキツネや野犬が掘り起こして食べます。そうすると、包虫が終宿主の肉食動物に感染し、成虫となって産卵を開始して、生活環が一巡することになります。

第四章　寄生虫の涙ぐましい性生活を覗く

四・一　雌雄異体の寄生虫の性生活

線虫類の回虫・アニサキス・鉤虫(こうちゅう)・鞭虫(べんちゅう)・蟯虫(ぎょうちゅう)・東洋毛様線虫は生涯常に雌雄異体で、吸虫類の内では日本住血吸虫・マンソンおよびビルハルツ住血吸虫類だけが雌雄異体です。雌雄異体の寄生虫は、立派な生殖器をもっていて、ちゃんと雌雄で交接して精子を移入し卵子の発育が始まります。

最近、回虫が増えているといっても何十匹も一人の患者に感染していることはまれです。たまま、一つの虫卵が感染したとしても、雌雄どちらかの成虫に育って、雌はやむを得ず不受精卵を産みます。検便を行うと、雌の単性寄生かどうか、虫卵の形で分かります。雄の単性寄生の場合には、便から卵を検出することはできません。口絵写真（五頁）に示したように、雄は雌の交接輪と呼ばれる体の頭から三分の一の所にある窪(くぼ)みに尾端を巻き付けて、陰門にV字形のペニスを差し込んで受精します。体位は当然のことながら、T字型とならざるを得ません。

住血吸虫の雄は柳の葉を縦に折り曲げたような薄っぺらな体をしています。その折り曲がった溝（抱雌溝(ほうしこう)）にシッカと雌を抱き、よほどのことがない限り抱擁を解くことはありません。雌雄は抱き合ったまま、肝門脈で血液成分を吸いながら、真っ暗闇の中で生涯、ただひたすらに卵を産み続けるのです。血流は腸管膜静脈から門脈を経て、肝臓へと流れて行きます。卵も肝臓に流れ込み、蓄積して、肝・脾腫を経て肝硬変へと進みます。一方、数多く感染した雌雄の住血吸虫のカップルは、産卵期に腸管膜静脈の細いところまで下って行き、血管を栓塞してまで卵を産み続けます。すると、毛細血管が分布する範囲の腸粘膜部は、産み出され蓄積された卵を含み、やがて壊死をおこして腸管内に脱落します。こうして、卵は粘血便となって体外に排泄され、日の目を見るのです。

図3・2に示したように（五一頁）、水中で卵から孵化した幼虫（ミラシジウム）は中間宿主のミヤイリガイを目指して、いちもくさんに繊毛を動かして泳ぎ出します。一つの幼虫がミヤイリガイの体に入るとスポロシスト・娘スポロシストと変態して、その中に二、〇〇〇個以上のY字型の尾をもったセルカリアを造ります。このミヤイリガイの体内での増加は吸虫類に独特の幼生生殖によるものです。セルカリアの段階で雌雄が分かれ、哺乳動物の皮膚から感染して、シストソミューラとなって血流に入り、血管内で成虫の雄と雌に発育します。性成熟なった雄と雌は、いつしか出会い、抱擁してワンペアとなって死ぬまで産卵を続けるのです。他に何の生存の意義も見いだすことはできません。

四・二　雌雄同体の寄生虫の性生活

肺吸虫と消化器に寄生する吸虫の多く、および条虫類（いわゆるサナダムシ）は雌雄同体です。雌雄同体の生殖器を備えている吸虫・条虫類でも、複数感染していれば、自らの精子が受精して卵の発育が始まるようなことはありません。肺吸虫では、虫嚢の中で二匹の成虫が互いに寄り添って、シックス・ナインの体位で精子のやりとりを行います。肺の虫囊内に生み出された卵は、やがて虫囊が破られた時に血痰（けったん）に混じって肺胞・気管支・咽頭に至り、一部は外界に、また一部は飲み込まれて消化器で便と混じり合って排泄されます。この時、喀痰（かくたん）や便を検査すると肺吸虫卵が見つかり、診断ができます。

裂頭条虫類ではお互い体節の腹側をピッタリ合わせて、二本くっついた平べったいパスタのような形で精子のやりとりを行います。最近は、食品の虫卵汚染が極端に少なくなり、感染しても一虫体しかない場合には、やむを得ず自家受精をして卵子を発育させます。この場合でも、有鉤条虫・無鉤条虫や日本海裂頭条虫は数メートルから一〇メートルにも長くなり、その体節の数は有鉤条虫で一、〇〇〇以下、無鉤条虫で一、〇〇〇から二、〇〇〇、日本海裂頭条虫では何と七、〇〇〇以上になります。小腸の上部に固着した頭節から順次体節が形成されて、一日に数センチメートルから二〇センチメートルも伸びます。約一ヶ月で数メートル以上にも成長するのですから驚きです。一虫体しか感染していない場合には、裂頭条虫類は、古い体節を巻き上げて新しい体節の腹側に陰茎をもつ雄性生殖吸盤で吸着して精子のやりとりをします。いわば何世代前のご先祖様との性のいとなみとも言えます。こうして、一日の産卵数は便一グラム当たり数万個を数えます。

無鉤・有鉤条虫は体節の側面にある左右交互に開口する生殖門同士をくっつけて精子のやりとりをします。これは正常位とは言えません。左右交互に開口する生殖門という位置関係から想像するに、遺伝子の螺旋（らせん）構造のように捻れた体位になると思います。これらの条虫は、産卵口をもたないため、老熟した体節が卵を抱いたまま、ちぎれて便の中に出てきます。時には、数センチメートルぐらいの片節がトイレで動いていることもあります。外界に出た片節はやがて腐って大量の卵をまき散らすことになります。前に述べた、平塚市の肉牛生産牧場は無鉤条虫の卵で汚染されたものと思われます。適切な駆虫が行われず、頭・頸部が小腸内に残っている限り、再び体節が再生され、いつまでもちぎれた片節を便と一緒に出し続けるのです。

四・三 寄生世代は雌・自由生活だけ雌雄異体の性生活

糞線虫は寄生世代と自由生活世代の交番を行う特異な生活環をうまく組み合わせて、種の保存に努めています。すなわち、消化管に寄生しているときだけ雌で、産み出された卵が腸の中で短時間に幼虫に育ち、肛門周囲の粘膜から侵入して、血流によって肺に達し、気管・咽頭・食道・胃を通って小腸に戻り(自家感染)、雌の成虫になります。便に混じって外界に排泄されたものは、あまり生活環境が良くない場合に二回の脱皮を経て〇・五ミリメートルほどの感染型の幼虫になります。そして、数ヶ月にわたって皮膚からの感染の機会を待ちます。

有機物が多く、温暖で湿潤な環境では、雌雄の成虫に育ち、自由生活を営みながらセックスをして卵を産み、孵化した幼虫が二回脱皮して感染型の幼虫になります。

四・四　弱く貧しいものほど多産の秘密

人間社会でも「貧乏人の子沢山」と言われていますが、生存競争と食物連鎖の頂点に立つ動物は、少数しか子供を産みません。植物・昆虫や魚類の世界では、大量の種子や卵を造ります。

寄生虫の世界でも、中間宿主や終宿主に感染できる機会に遭遇することは、ほんの僅かしかありません。したがって、「下手な鉄砲も数撃ちゃ当たる」でセックスに努めるのです。

条虫の体内には消化器もなく、チョビッと排泄器官がありますが、大部分は生殖器だけです。栄養吸収はヒトの腸粘膜と恐ろしいほど似ている構造の体壁から、十分に消化された栄養分を吸収しています。体の構造を見ただけで、セックス以外に生存する目的がないことに気づきます。

邪道にも、比較的おとなしい裂頭条虫に目を付けた人が寄生虫ダイエットを吹聴したりしていますが、私はお勧めしません。ビタミンA・B群・Eなどの脂溶性ビタミンが多量に条虫の生育に消費され、栄養障害やビタミン失調症が起こり、体に良いわけがないと思うからです。かの有名なオペラ歌手のマリア・カラスが条虫を飲んで何十キロのダイエットに成功したと言っても、五十歳前半で生涯を終えています。

漢方薬店のショウウインドウに飾られた、カリカリに乾燥したサナダムシ（条虫）を見た人もいらっしゃると思いますが、私が何に使うのかと聞いたところ、貧血とか虚弱体質改善のために、粉末にして飲むのだそうです。中国漢方四〇〇〇年の歴史は、盗られた栄養分を条虫から取り返すという離れ業を薦めているのです。何と、この条虫にはビタミンA・B群・Eとかコラーゲンなどお肌を若返らせる成分が蓄積されているそうです。あなたも、生きた虫を飼うより、粉末にした条虫を飲む方が効き目はありそうなので、一服いかがですか？

二十一世紀は、「人口爆発と食糧難の世紀」、または「新たな感染症の世紀」と言われています。化石燃料の乱消費がもたらす炭酸ガスの温室効果による地球温暖化・ヒートアイランド現象は、必ず寄生虫病を含む熱帯病を亜熱帯以北にもたらすでしょうし、飽食の時代は音を立てて崩れるでしょう。人類生存にとって、あらゆる感染症は克服しなければならないものとなるでしょう。

中国の人口は、一九九七年で一二億人で、二〇〇〇年の地球人口六〇億人の三〇％にも達しています。二〇五〇年には、現在の一人っ子政策を続けていっても一二億九、〇〇〇万人に達し、インドの人口増加も一五億人を越えると推計されています。ヨーロッパ・カナダ・日本・ロシアなどの先進工業国の人口は減少、アメリカが微増するなかで、アジア・アフリカ・中南米の人口増加により、やがて世界人口は一〇〇億を越えるとの推計がなされています（『マクミラン近未来地球地図』東京書籍）。

「人口は、幾何級数（ねずみ算）的に増えるけれども、食糧生産は、いくら努力しても算術級数的にしか増産することができないので、たとえ一％の増加率で推移しても、六〇億の人口を養うのが限界で、今後、世界の食糧パニックは避けられないだろう」と戦略経済研究所の浅井隆さんは述べています。世界の穀物が底をつく時代、世界のいたるところで、戦乱と飢餓に打ちのめされながら、食糧援助を仰ぐ難民が増加し続けています。飢餓難民に襲いかかる伝染病や寄生虫病は、ダイエットどころか、民族の絶滅にも影響を与えることになります。

世界サミットで橋本元首相が提案した「橋本イニシアティブ」は、戦後の日本の寄生虫汚染を殲(せん)滅(めつ)に近く追いやった我が国の技術を世界に普及させようと言うものです。それが、「顔の見える日本人による国際貢献」と位置づけられています。しかし、貧しい国の実状は、もっともっと深刻で、なにをやっても技術的な成功は得られないのではないかと、私は心配しています。なぜならば、衛生教育、便所と下水の普及、湿原地帯の潅漑用水路による農業用地化、吸血昆虫・中間宿主のコントロールおよび被援助国の自発的な技術導入など、あらゆる面で困難を極めると思うからです。社会的な基盤整備には気の遠くなるようなお金がかかりますし、生命の価値観と人道主義は、押しつけでは教育することができないものと思われます。唯一、衛生教育・産児制限・食糧自給への技術援助はそれほど経費をかけないで実践することが可能でしょう。それには、不屈の人材が無限に投入されねばなりません。

これらのことは、私が一九九五年に、国際協力事業団の「日本・フィリピン医療協力」の一環として、一年間、レイテ島の「日本住血吸虫研究・対策プロジェクト」に参加して得た教訓です。

ヒトの世界でも、寄生虫の世界でも、弱いもの・貧しいもの・恵まれないものは種の保存本能が強烈に働き、万に一つの確率であっても種族を絶やさないため、凄絶な性の営みが展開されているのです。ここには、猥褻(わいせつ)・淫靡(いんび)・娯楽・刹那・陵辱というキーワードは全く存在しません。

先進国の退廃・高齢少子化現象・性のモラルの危機・男性の女性化・浪費・環境破壊・精子数の減少などのキーワードをあざ笑い、危機に乗じてはびころうとする寄生虫達のしたたかさを感じ取るのは私だけでしょうか？　見えざる敵との闘いは今始まったばかりなのです。

第五章　寄生虫の栄養要求と吸収のメカニズム

寄生虫の栄養要求は、人体寄生の虫では人間の栄養要求とほとんど一緒です。

消化管寄生の虫は、自ら食料を摂取して消化・吸収するのではなく、線虫は口から、吸虫は口吸盤から、また条虫は体表面から、ヒトの消化酵素で消化された栄養素を選んで吸収します。そのため、寄生虫の消化器官は生殖器の複雑怪奇な構造と比べて、何と単純な構造をしているのでしょう。そこには、肝臓や膵臓といったものは一切なくて、口または吸盤・食道・咽頭（ないものもあり）・胃（ないものもあり）・腸・排泄口で終わっています。

五・一　条虫類

条虫類では、図5・1のように、体表面にビッシリと腸粘膜の絨毛（じゅうもう）とほとんど機能も構造も同じ微小体と呼ばれる突起が密集し、ヒトと変わらない栄養吸収をしています。

二〇年ほど前に、「条虫症研究会」で、ある薬物の駆虫効果について協同研究を行ったことがあります。ある開業医が腹痛を訴えた患者に、とっくの昔に開発されながら、新規の抗生物質の開発競争に負けて、「お蔵」となった「硫酸パロモマイシン」を投与したところ、サナダムシが出てきたと言うので、影井先生が中心となってグループ研究がスタートしました。私たちも一枚かんで、この薬によって駆虫したサナダムシを凍結して送ってもらい、本当に、この薬が条虫に吸収されて、駆虫効果を発揮しているかどうかを調べることになりました。

条虫を解凍して、頭頸部から尾部までの三分の一ずつに切り分け、ホモジナイザーという機械でジュース状にして、直径五ミリメートルくらいのろ紙に、一定量をしみこませました。次いで、寒天培地に納豆菌の仲間の枯草菌を均一に混ぜて、固まってから、このろ紙を寒天培地の上に置きます。もし、条虫のジュースにこの抗生物質が吸収されて残っていれば、ろ紙から寒天培地に、薬がしみ出して拡散してゆきます。薬の拡散した濃度はろ紙から遠くなるほど薄まってゆきます。三七℃の孵卵器（ふらんき）の中で、二四時間から四八時間培養しますと、枯草菌は、ろ紙の周囲には発育してきません。この透明な菌の発育しない部分を「発育阻止円」と呼びます。

あらかじめ、硫酸パロモマイシンの純粋な薬液を希釈して、ろ紙にしみ込ませておくと、濃度に応じた発育阻止円が現れます。その直径を計測して、条虫のジュースによる発育阻止円の直径と比較すると、かなりの精度で、条虫がこの抗生物質をどのくらい吸収しているかが分かります。この方法を用いて、条虫の薬剤吸収量を推定して、確かにこの薬の効果

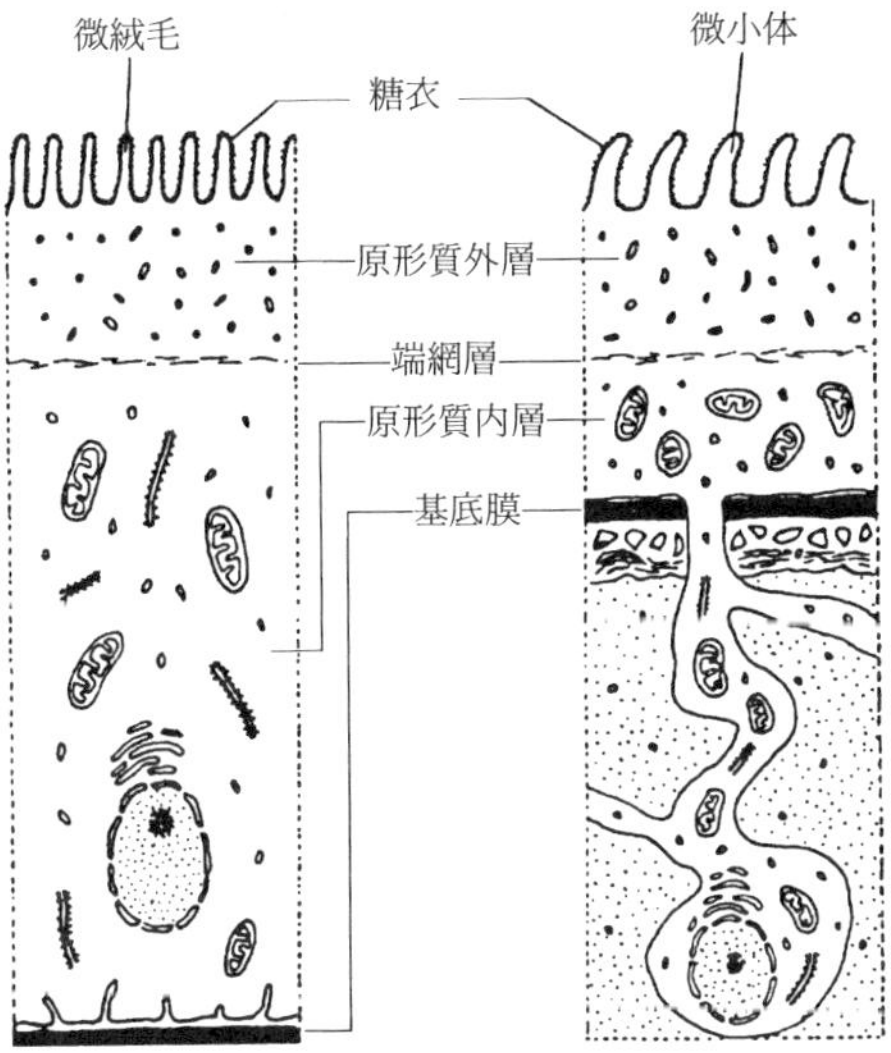

図 5・1　サナダムシの虫体外皮の細胞（右）とヒトの腸管上皮細胞（左）との構造上の類似性（電子顕微鏡像の模式図）（藤田原図）

によって駆虫されたのだと証明することができました。

さて、次は薬理作用を追求しなければなりません。この薬のどのような作用によって駆虫されるのかが解明されなくては、厚生省の薬事審議会で製造承認が受けられません。硫酸パロモマイシンは、抗菌剤・抗生物質として承認されていますので、駆虫剤として承認されるためには、効能変更が必要です。

研究グループは、細胞分裂が盛んに行われている条虫の頭頸部が、駆虫されたほとんどの条虫では損傷が激しく、とろけてなくなっていることに注目しました。そして、最終的な結論として、この薬剤によるタンパク合成阻害効果によって、体節の発育が行われず、しかも頭頸部の損傷によって、小腸の粘膜に吸着することができなくなって、肛門から死んで出てくることを証明しました。条虫は、自らの栄養要求と吸収により、虫にとって不都合な薬まで体に取り込んでしまったのです。

その後、硫酸パロモマイシンは裂頭条虫の駆虫薬としては使用できますが、豚肉から感染する有鉤条虫の駆虫には、虫体を著しく損傷するため卵が腸管内に散らばって、重度な嚢虫症(のうちゅうしょう)を引き起こす恐れがあるため、「投薬禁忌」すなわち、絶対使ってはならないことになりました。

五・二 吸 虫 類

吸虫類のメタセルカリアと呼ばれる被嚢(ひのう)幼虫では、カプセルに入ったままなので排泄できないため、排泄嚢というわばウンチ袋がかなりの大きさで体内を占めています。吸虫の体内で消費された代謝産物は、フレームセル・火炎細胞と呼ばれる小さなイソギンチャクの触手のような動きによって集められ、幼虫では排泄管を通って排泄嚢に集められます。成虫では、排泄物をためないで、排泄口からそのまま出されます。

吸虫の種類によっては、火炎細胞の数や繋がりに一定のパターンがあって、同定（種の決定）に役立っています。でも、素人が顕微鏡でいくら覗いても見ることはできません。その虫か幼虫が生きている時だけスライドグラスの上でユラユラとゆらめく火炎細胞を一瞬見ることができるのです。寄生虫の形態学者は、まさに第三の眼を持ったスーパーマンでなくては勤まりません。

住血吸虫の成虫と幼虫は血管中に寄生して、共に血液中の栄養成分を吸収して生活しています。幼虫期の栄養要求はかなりやかましくて、鳥類住血吸虫では、カモまたはムクドリの血液でなくては成虫まで成長できませんが、日本住血吸虫のように哺乳（ほにゅう）動物の血液なら何でもよいという虫もあります。実験的に、人工の培養液で栄養要求をいろいろ調べた研究者がおり、シストソミューラ（幼虫）から性成熟した完全な成虫を得て、産卵まではこぎ着けたようですが、数回の産卵後に死んでしまうようです。また、卵から孵（かえ）った幼虫ミラシジウムを中間宿主のミヤイリガイに感染させない人工的な培養では、セルカリアまで育てることはできないようです。

消化管寄生の横川吸虫の栄養要求は、ヒトが腸で消化したものをそっくり利用しているようです。肝蛭（かんてつ）や肝吸虫は、最適な寄生部位が胆管・胆嚢（たんのう）・総胆管ですので、おそらく胆汁成分をより多く必要とするのだと思います。

今行っている実験では、ラットに横川吸虫のメタセルカリアを飲ませて、経過を見ていますが、ヒトかネコでなくては成虫が得られないことが文献的に分かっていますので、やはり免疫不全の系統マウス（ＳＫＩＴマウス）を使わなくてはダメかなと、その実験動物の感受性の違いに反省しきりです。最近（一九九九年）、野生化し、交通事故死したペットのハクビシン（ジャコウネコ科の外来種）から横川吸虫が見つかったとの報告が内田明彦先生らによってなされています。

五・三　線　虫　類

鉤虫（こうちゅう）と糞線虫ではしばしば、食道の形がヒョウタン型のラブジティス型と真っ直ぐなフィラリア型に分けられ、感染型幼虫かどうかを鑑別します。

鉤虫の成虫にはズビニ鉤虫とアメリカ鉤虫があって、その区別は口腔部の歯の形で見分けます。鋭い三対の歯列はズビニ、丸い二対の歯列はアメリカ鉤虫です。この歯で腸粘膜に食いついて出血させ、その血液成分をチュウチュウ吸い続けるのですからたまりません。多数寄生の場合には、悪性貧血かと思われるほど貧血が続き、全身症状が悪化します。

回虫とアニサキスの成虫の頭端にある口唇は三個で特徴的ですが、消化管は単なるチューブ状で、アニサキスの仲間は筋肉質の胃の長短、腸または食道から突出した盲嚢（もうのう）の有無によって鑑別ができます。

寄生虫を実験室内で維持するためには、どうしても実験動物に感染させて卵を集め、次に孵化した幼虫を中間宿主の貝やミジンコ、魚類などを水槽で飼い慣らして感染させ、数週間後に中間宿主から泳ぎだしたセルカリアなどの幼虫を集め、そして最後に、終宿主に感染させて、成虫まで育てるというやっかいな仕事をしなくてはなりません。

もし、アニサキスを維持するためには、大きな水槽でイルカを飼って、オキアミやイワシ・スルメイカ・アジ・サバ・タラなどの魚まで飼育して実験しなくてはなりません。そうなると、もはや実験室と言うよりは、水族館かマリーンランドを用意しなくてはならないのです。このように、今でも、実験室内に自然界のライフサイクルの全ての条件を整えてやる必要があるのです。

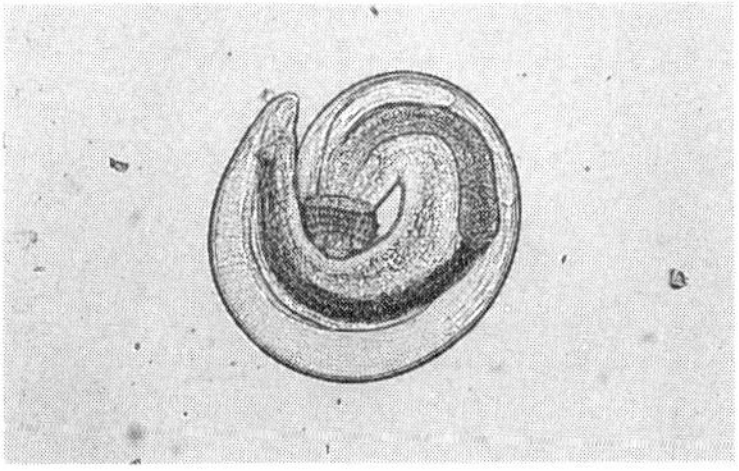

写真 5・1 中国産ドジョウの剛棘顎口虫幼虫

困ったことに、寄生虫の種類によっては、実験用のマウスやラットで感染するものもあれば、ヒトでなくてはダメという虫もあるのです。したがって、学者の中には、自体実験を行う人が、私を含めて何人もいるのです。

ドジョウの躍り食いで感染する剛棘顎口虫は、中国南部から輸入されたドジョウの内臓に寄生しています。この地方では、ドジョウは食べない習慣があって、網にかかったドジョウをブタに投げ与えるら

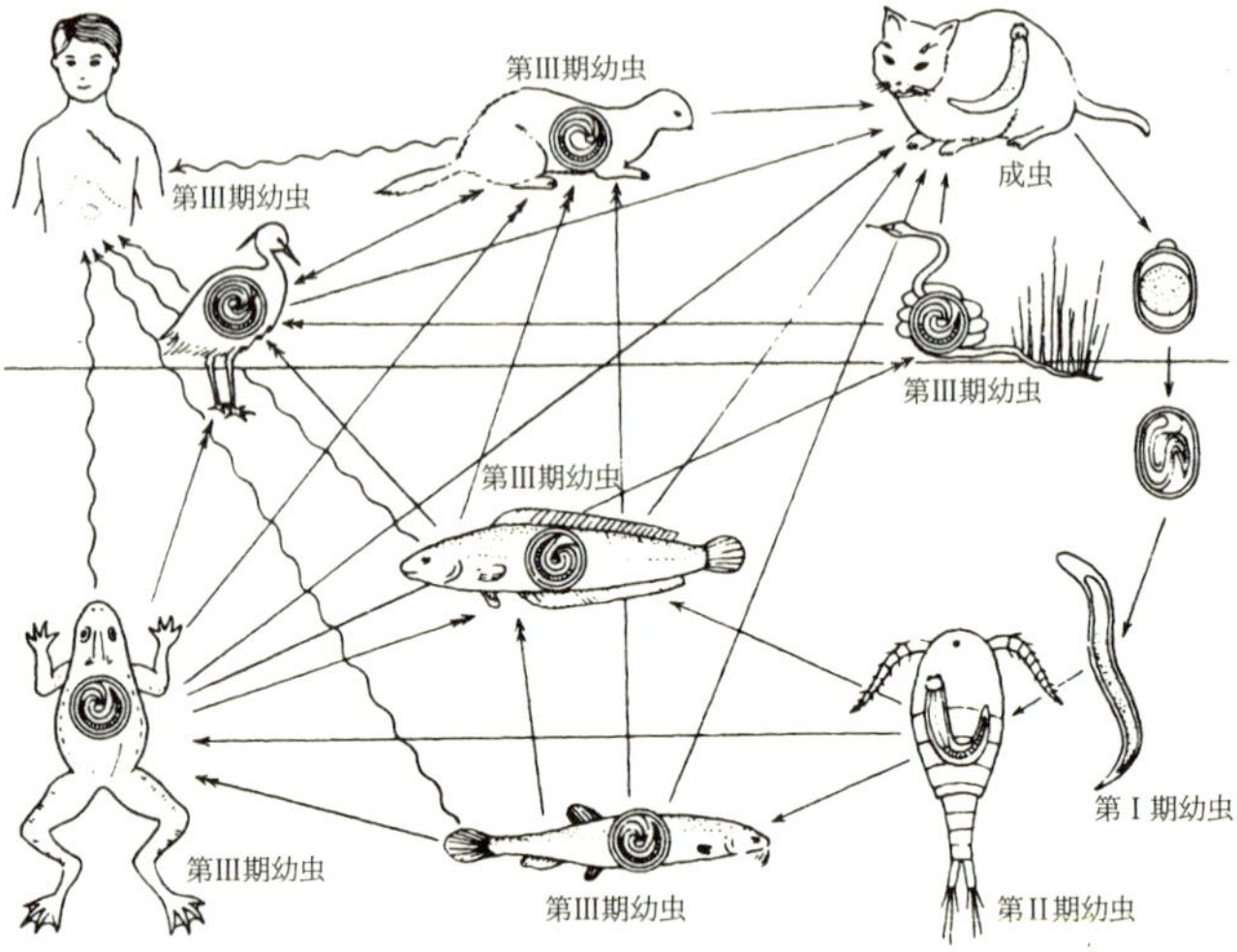

図 5·2　有棘顎口虫の生活史模式図(宮崎，1954 を改変)
二重の矢印（↟）は二次感染を示す。

しいのです。そして、ブタやイノシシの胃で成虫となって産卵します。

一方、日本産のライギョやナマズに感染している有棘顎口虫は、ネコでなくては成虫になりません。これとは別の、ドロレス顎口虫はブタ・イノシシ、日本顎口虫はイタチ・テンだけに感染します。

私たちの研究所では、ブタは飼えませんので、やむを得ずラットに〇・四ミリメートルくらいの剛棘顎口虫の幼虫を飲ませたところ、数ヶ月後に全身の筋肉から四ミリメートルくらいに育った幼虫を見つけることができましたが、成虫にはなりませんでした。

このラットの肉をネコに与えて、虫卵の排泄を待ったのですが、とうとう成功しませんでした。

これほど中間宿主や終宿主を厳密に選ぶの

は、単に栄養要求というより、前に述べた宿主適合性すなわち宿主側が異物と認識して、排除しようとする免疫機能が作動するかどうかの問題と考えた方がいいようです。

五・四　原　虫　類

クリプトスポリジウムという原虫は、ヒトか子牛が一番なのですが、乳のみマウスか免疫不全の系統マウスでも感染させることができます。これで大変楽になりました。

血液寄生の原虫でマラリア原虫には熱帯熱・三日熱・四日熱および卵形マラリアがありますが、人工的に培養できたのは、熱帯熱マラリアだけです。それも、炭酸ガスと酸素が厳密に五％、窒素九〇％にコントロールされた恒温装置でヒトのO型赤血球を培養し、その赤血球にマラリア原虫を感染させるというもので、毎日感染させては次の新しい赤血球に感染させるというように、まだまだ完全な人工培養法を確立するには、時間がかかりそうです。

ことほど左様に、寄生虫の種類により栄養要求は複雑で、あまりに分かっていることが少ないので、ほかの細菌やウイルスの研究より研究成果が短期間には出にくいのです。それでも、寄生虫学者の中には、専門とする虫を自分で飲み込んで、愛情を込めてペットのように慈しみながら、専門分野の研究に邁進?している人もいるのです。例えば回虫博士の藤田紘一郎教授のように……。

五・五　駆虫薬の開発研究

古代のギリシャ・ローマ時代の書物には、ニガヨモギについての記述があります。回虫の駆虫薬としてあまりに有名なサントニンは、この草に含まれている化合物を究明して、化学合成したもので、大量生産ができるようになったのは、戦後一九五二年のことです。

ことの真偽は分かりませんが、ニガヨモギまたはシナヨモギは、ロシアで「チェルノブイリ」と呼ばれるとの記述を読んだことがあります。皆さんよくご存じの地名で、ウクライナ共和国の原子力発電所の大きな事故があった場所です。この草は、旧ソ連のウクライナ・キルギス地方に野生していたものが、駆虫剤として栽培されるようになり、世界各地に分布するようになりました。我が国に導入されたのは明治時代で、京都市の壬生（みぶ）という所で盛んに栽培されたので、ミブヨモギと呼ばれています。

マラリアの特効薬キニーネはキナの木に含まれる成分で、今では、合成のクロロキンにシェアを占められていますが、クロロキン耐性マラリアの出現によって、再び見直されています。新たに、中国が先鞭をつけた抗マラリア剤にアルテミシニン（中国名・青蒿素（チンハウスー））がありますが、これはカワラニンジン（青蒿）という雑草に含まれる成分を、半合成により製剤にしたものです。

蚊取（かと）り線香の主成分はジョチュウギク（除虫菊）というキク科の植物ですし、植物由来の皮膚に塗る忌避剤も数多く開発されています。

さて、海産哺乳(ほにゅう)動物の回虫ともいわれるアニサキスに有効な薬はあるのでしょうか。あんなに痛い思いをして、その上、病院で内視鏡を飲まされたあげく、運が悪ければ腸閉塞になって、外科手術を受けなくてはならないなんて、まっぴらごめんです。「できれば、サントニンかコンバントリン（蟯虫(ぎょうちゅう)の駆虫薬）などの市販の薬で治したい」と考えるのが一般的です。しかし、残念ながらこれらの市販薬では駆虫できないのです。

アニサキス幼虫は、魚の内臓や筋肉内で結合組織の膜に封じ込められて身動きすらできない状態で、じっとしています。魚の活きが悪くなると、皮膜から脱出して腹腔を這い回り、筋肉内にも逃げ込みます。この間、わずかばかりの魚の体液成分を吸収してエネルギー源としていると思いますが、私たちの実験では、冷蔵庫内の〇・四％の食塩水中で一八日から二〇日ほどは生きていますので、休眠・待機中のアニサキスはそれほど口から栄養素を取り込まないで、体内に蓄えられたエネルギーで生きていけるのかもしれません。加えて、アニサキスの体表面は、疎水性のキューティクル（ツバキの葉のようにテカテカしたクチクラ構造）に包まれていますので、薬液の浸透はしにくいのです。

そこで、今から三〇年ほど前に、九州大学の研究グループが発表した、ワサビの辛味成分である、アリルイソチオシアネートのアニサキス殺虫効果に着目しました。ところが、この成分は辛すぎて治療用に使うことはもとより、鼻にも目にも刺激が強すぎてどうすることもできません。ワサビも植物ですから、刺身に付き物の薬味として、シソ・ショウガ・ニンニクなどのいくつかをすりつぶして、生きたアニサキスを放り込んでみました。ところが、生の薬味類では有効成分が仮にあったとしても、濃度が低すぎて殺虫効果は認められませんでした。

(一) 涙ぐましい研究の始まり

まずは、薬味成分を抽出し、トウガラシ・ショウガ・ミョウガ・サンショウから得られたエキスについて片っ端から実験を行いました。ここで得られた結論は、ただ辛ければ効くというものではないということです。例えば、トウガラシの純粋な辛味成分・カプサイシンでは死なないこと、どちらかと言えば、舌にビリッとくるような、サンショウやショウガの方がアニサキスの運動性を減弱させられることなどが経験的に分かってきました。

次に、脳波もとれず、心電図もとれないアニサキスの生死判定をどうするのかという問題を片づけなくてはなりませんでした。これには、試薬として購入できるアリルイソチオシアネートがありましたので助かりました。試薬を食塩水で希釈して一、〇〇〇、五〇〇、二五〇、さらに一〇〇、五〇、二五、一二・五マイクログラムになるように調整して、その三〇ミリリットルずつシャーレに入れて、活きの良いアニサキスを五から一〇ほど放り込んで、一時間ごとにその動きを観察して記録しました。すると、室温の食塩水中でS字状にクネクネと激しく動くアニサキスが、一ミリリットル当たり一〇〇マイクログラム以上のアリルイソチオシアネート濃度では、たちまち動かなくなってしまいました。翌日幼虫を観察すると、釣り針状に堅くなって、透明度も落ちて、白くなっています。何ら外見には損傷がなく、これが幼虫の死の姿なんだと分かりました。

それでは、もっと低い濃度ではどうか。放り込んだ直後は、一旦身を縮めて、リング状になっていたものが、やがて伸びて、緩慢な動きを数時間持続します。時間が経過すればするほど、見た目の動きはなくなってゆきます。生死の境をどうやって判定するか、それが大問題です。

浜松医科大学の寺田護教授の実験では、体長二〇センチメートルの回虫の成虫を使って、キモグラフィオンという装置で、回虫の動きを測定しております。高等学校の生物の実験で、カエルの心筋や大腿部の筋肉を糸で吊して薬液に浸し、ピクンと動くのを円筒形の記録紙に、地震計の波形のように記録した経験を持つ方もおられると思います。まさにその方法で、いろいろな薬液をテストした論文を読んだことがあります。二センチメートル位のアニサキスを一つずつ吊して動きを測定することは、薬液の濃度当たり、一〇匹ずつ用いて五〇%・一〇〇%致死濃度を測定するのですが、時間差が生じて、はっきり言って仕事になりません。

いろいろ試すうちに、一旦動かなくなったアニサキスに、シャーレを机にカタカタと打ち付けてショックを与えると、ギューとリング状に丸まることが分かりました。さらに弱ったものは、振動によるショックだけでは動きません。そこで、先のとがったピンセットで首のあたりをチョンチョンと弱くつまんでみますと、それでも生きている幼虫は、身悶（みもだ）えします。それが生存の限界とみました。

表5・1の注にも記載してありますが、幼虫の運動性を尺度に3＋、2＋、1＋、一と表示して

います。短時間で一と表示された方が強い運動抑制効果があると言えます。本当の死は、二四時間後の白濁して動かなくなった虫体を確認して死と認めます。

物言わぬ虫の観察法が確立しました。

(二) 植物由来の駆虫薬探し

天然の草にはどのくらい種類があるのか、種類ごとに乾燥標本として、根茎・葉・果実を別々に集め、抽出作業を行って、効くの効かないのと闇夜に鉄砲を撃つような仕事はできません。そこで、まず、市販の漢方薬に狙いをつけました。

漢方薬の散剤(粉末)三〇グラムをガラス容器にとり、生理食塩水三〇ミリリットルを加え、室温で、三〇分間、機械で振とう抽出を行い、次いで、遠心機で一、五〇〇回転、三〇分振り回して、上澄み液二〇ミリリットルをシャーレに移して、生きたアニサキスを一〇匹投入して観察します。

漢方薬は、それぞれ何種類かの生薬が配合されていますので、致死的な運動抑制効果があるものを探して、次に、それぞれの生薬について、個別に同じ要領で検索を行います。

単品生薬の中に、効果が認められた場合には、いろいろな成分がミックスされていますので、粗抽出液から、有機溶媒を用いて、いくつかの画分に分けます。それぞれに分かれて抽出された成分を濃縮して、再び生きたアニサキスを投入しては、トーナメント方式で、有効・無効を判定して、選別を繰り返します。

表5·1　消化器系疾患に処方される各種漢方方剤のアニサキスⅠ型幼虫に対する運動抑制効果（村田ら）

漢方方剤	濃度（1日量/ml）	被検虫数	処理時間 1時間				3時間				24時間			
			＋＋＋	＋＋	＋	－	＋＋＋	＋＋	＋	－	＋＋＋	＋＋	＋	－
安中散加茯苓	1日量/40ml	10	1	9				10						10
	〃 /200ml	10	6	4			6	4				10		
	〃 /1000ml	10	5	5			5	5			3	7		
安中散	1日量/40ml	10	3	7			3	7			4	6		
	〃 /200ml	10	6	4			5	5			3	7		
	〃 /1000ml	10	4	6			7	3			3	7		
平胃散	1日量/40ml	10		10			3	7					10	
	〃 /200ml	10	5	5			6				1	9		
	〃 /1000ml	10	5	5			6	4			3	7		
五苓散	1日量/40ml	10	3	7			3	7				10		
	〃 /200ml	10	4	6			3	7			3	7		
	〃 /1000ml	10	4	6			5	5			6	4		
四逆散	1日量/40ml	10	5	5			6	4			3	7		
	〃 /200ml	10	8	2			7	3			4	6		
	〃 /1000ml	10	10				9	1			7	3		
柴苓湯	半日量/40ml	10	6	4			5	5				10		
	〃 /200ml	10	7	3			8	2			3	7		
	〃 /1000ml	10	9	1			8	2			3	7		
胃苓湯	1日量/40ml	10	2	8			3	7				10		
	〃 /200ml	10	7	3			8	2			3	7		
	〃 /1000ml	10	4	6			6	4			4	6		
コントロール	0.4％生理食塩水	10	6	4			2	8				10		

注）＋＋＋：活発なＳ字運動を示すもの，＋＋：自発的固有運動（巻き込み運動）を示すもの，＋：ピンセットで刺激したときのみ微弱な運動を示すもの，－：全く動きを示さないもの。

絞り込まれた抽出液は、高速液体クロマトグラフという機械で、さらに細かく分けて、それぞれを容器に集めます。ここでも、生きたアニサキスを投入して、有効成分を特定していきます。最後は、核磁気共鳴装置という機械で特定な分子の構造を解析していきます。

こうして見つかった、アニサキスに致死的な作用をもつ純粋な化合物が得られると、今度は、濃度を変えて、どこまで希釈すれば五〇ないし一〇〇％の虫が死ぬのかを測定します。構造式の似たものが得られれば、比較試験を行って、致死濃度と微妙な構造の違いの間の関係を見ていきます。このことを、専門的には「構造活性相関の検討」と呼びます。

今、私の後継者である鈴木主任が一生懸命に一連の研究を進めていますので、そのうちに大論文を発表してくれるものと期待しています。

こんな煩雑（はんざつ）な作業を生薬の一つ一つについて行っているのですが、途中経過だけを述べますと、漢方薬の中には、市販されているものだけでも沢山あります。

肝炎や肝疾患用に処方されたものが、十全大補湯（じゅうぜんだいほとう）など八種類、アトピー性皮膚炎用の処方薬には消風散など六種類、高血圧用の処方薬には大柴胡湯（だいさいことう）など五種類、糖尿病用の処方薬には六味丸など四種類、気管支ぜん息用の処方薬には柴朴湯（さいぼくとう）など五種類、合計二八種類もあります。また消化器系疾患には、安中散（あんちゅうさん）、平胃散（へいいさん）など七種類もあります。

表5・1に示すように、これら全てのスクリーニングテスト・ふるい分け試験を済ませ、安中散加茯苓（かぶくりょう）と平胃散にアニサキスに対する運動抑制効果または致死的効果があることが分かりました。

表5·2　安中散および原料生薬のアニサキスⅠ型幼虫の運動性に及ぼす影響

漢方薬名	被検虫数	処理時間															
		10　分				1時間				24時間				72時間			
		+++	++	+	−	+++	++	+	−	++−	++	+	−	+++	++	+	−
安中散（散剤）	7	7					2	4				5	2			2	5
〃（エキス剤）	7	6	1			3	2	2				2	5			3	4
ケイヒ	7	4	3					7					7		N.D		
ウイキョウ	5		5			4	1						5		N.D		
シュクシャ	7		5	2					7				7		N.D		
リョウキョウ	6	6					6					4	2		N.D		
エンゴサク	7	1	6			4	3			5	2				N.D		
ボレイ	7	6	1			3	4			4	3				N.D		
カンゾウ	5	2	3			1	4				2	3			N.D		
ブクリョウ	5	4	1			4	1			3	2				N.D		
アネトール																	
2,000 μg/ml	7	0	6	1	0	0	0	0	7	0	0	0	7		N.D		
1,000 μg/ml	7	0	5	2	0	0	0	2	5	0	0	4	3		N.D		
500 μg/ml	7	0	7	0	0	0	4	3	0	0	3	1	3		N.D		
200 μg/ml	7	0	7	0	0	0	6	1	0	0	5	2	0		N.D		
40 μg/ml	7	0	6	1	0	0	5	2	0	0	7	0	0		N.D		
シンナムアルデヒド																	
2,000 μg/ml	7	0	7	0	0	0	1	6	0	0	0	0	7		N.D		
1,000 μg/ml	7	0	5	2	0	0	6	1	0	0	0	0	7		N.D		
500 μg/ml	7	0	7	0	0	0	2	5	0	0	0	3	4		N.D		
200 μg/ml	7	0	5	2	0	0	2	5	0	0	0	4	3		N.D		
40 μg/ml	7	0	7	0	0	0	7	0	0	0	6	1	0		N.D		
対照 0.4% 生理食塩水	7	7	0	0	0	4	3	0	0	3	4	0	0	2	5	0	0

注）N.D：判定せず，+++：活発なS字状運動を示すもの，++：シャーレ衝撃を与えると自発的巻き運動を示すもの，+：ピンセットで虫体を刺激して，わずかに動くもの，−：虫体の透明度が減少し，白濁，全く運動が認められないもの。

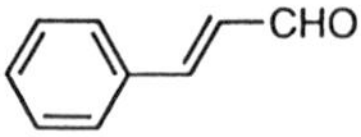
シンナムアルデヒド(1)

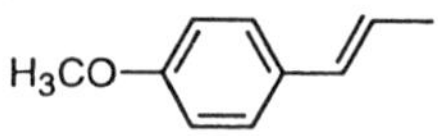
アネトール(2)

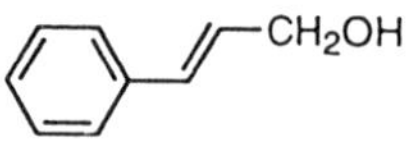
シンナミルアルコール(3)

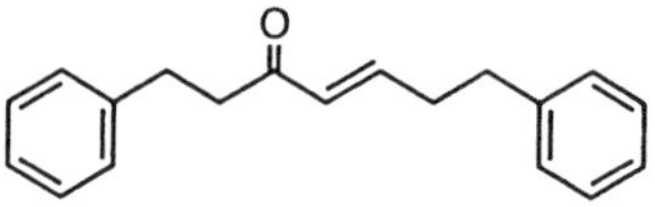
1,7-ジフェニル-4-ヘプテン-3-オン(4)

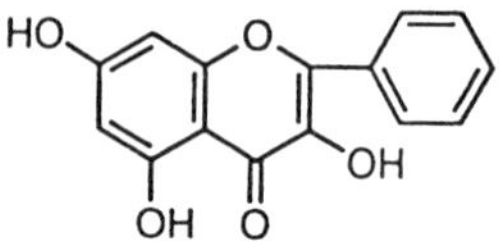
ガランギン(5)

図 5・3　安中散加茯苓から単離された殺虫成分

これらの胃腸薬には、それぞれ配合生薬が決まっていますが、特に、ケイヒ、ウイキョウ、リョウキョウ、ショウキョウ、シュクシャに強い運動抑制作用があることが明らかとなってきました。

安中散加茯苓から純粋に精製された有効成分は、図5・3に示すように、シンナムアルデヒド、シンナミルアルコール、アネトール、ジアリルヘプタノイドおよびガランギンであることを明らかにしました。

(三)　各種スパイスへの挑戦

これらの生薬には、同じ植物で、スパイスとして別の名前で市販されているものも少なくありません。例えば、ショウガ科植物のショウキョウ・リョウキョウはスパイス名がジンジャー、ケイヒはスパイス名でシナモンと呼ばれています。ウイキョウもスパイスやハーブの仲間でセリ科植物の種です。

このことに気づいたので、表5・3に示す二三種類のスパイスについて同様にスクリーニング・テストを行いました。二二

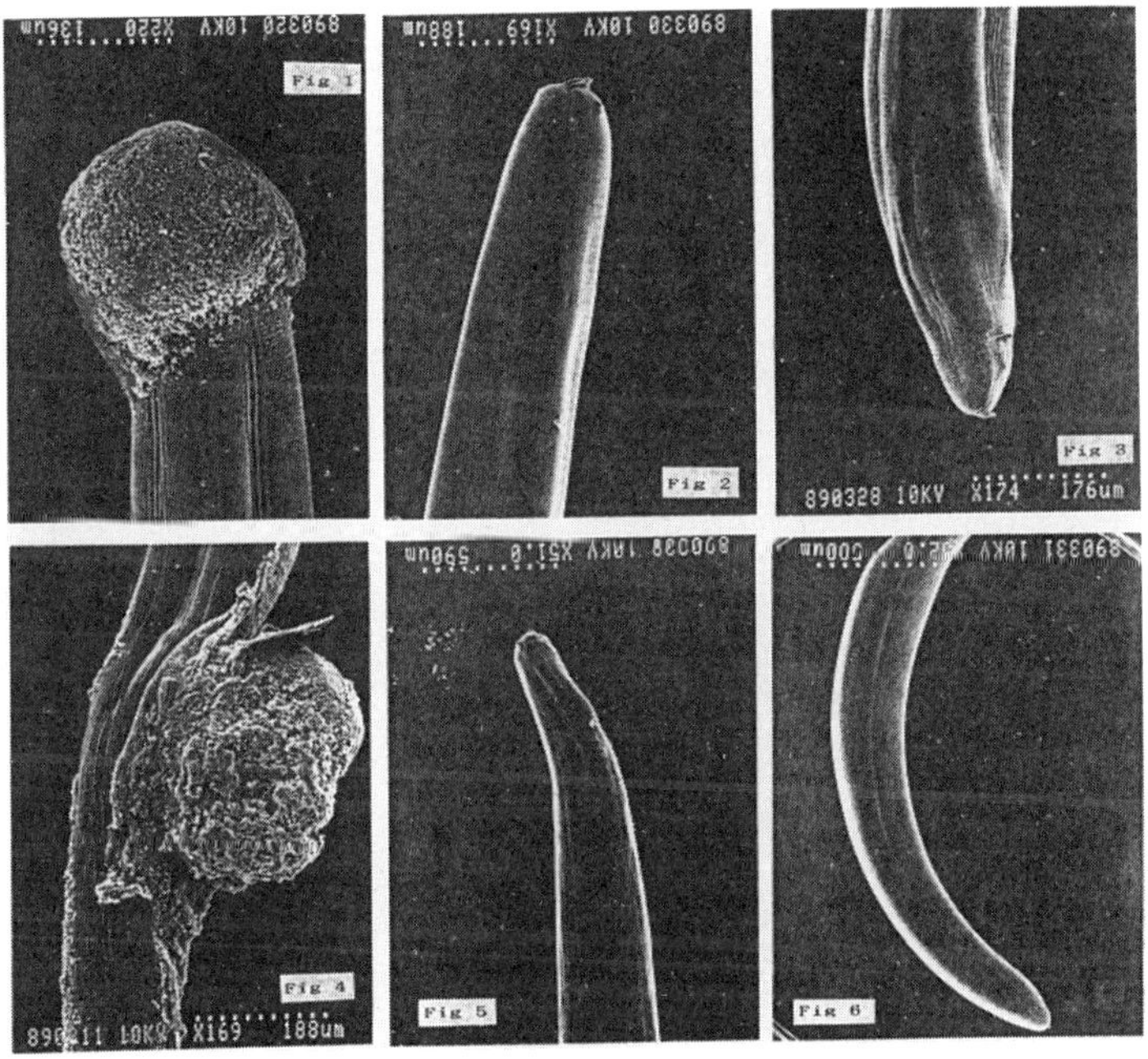

写真 5･2

Fig.1：安中散（1 日服用量/90ml 0.4%生理食塩水）48 時間処理により，アニサキスⅠ型幼虫の噴出物に覆われた頭端部

Fig.2：人工胃液 48 時間処理　正常な頭端部

Fig.3：人工胃液 48 時間処理　正常な尾端部

Fig.4：アネトール（125μg/ml）48 時間処理により，頸部（食道～胃）損傷部分から噴出物が突出している像

Fig.5：0.4%生理食塩水 48 時間処理　正常な頭頸部

Fig.6：0.4%生理食塩水 48 時間処理　正常な尾部

表5·3　各種スパイスのアニサキスⅠ型幼虫に対する運動抑制効果

スパイス名	被検虫体数	処理時間											効果
		10　分			60　分				24時間				
		+++	++	+	+++	++	+	−	+++	++	+	−	
1　ジンジャー	(11)	5	6		10	1						11	※2
2　マジョラム	(7)	6	1		2	5				7			
3　ガーリック	(7)		7			2	5				5	2	※1
4　サボリー	(7)	3	4				7			7			※2
5　セージ	(7)		7			7						7	
6　メース	(7)	3	4		4	3				4	3		
7　アニス	(7)	4	3			2	5				3	4	※2
8　セロリ	(7)		6	1			2	5				7	※3
9　カルダモン	(7)		7				3	4				7	※3
10　フェネグリーク	(7)	6	1		1	6			1	6			
11　コリアンダー	(7)	4	3		3	4			3	4			
12　クミン	(7)		3	4			1	6				7	※3
13　チンピ	(7)	5	2			7						7	
14　ローレル	(7)	7				7				2	2	3	※1
15　オレガノ	(7)	7				7					6	1	※1
16　オールスパイス	(11)		11				11					11	※2
17　フェンネル	(11)	11			8	3				11			
18　クローブ	(11)			11			1	10				11	※3
19　ペッパー	(7)	3	4		2	5						7	※2
20　ナツメグ	(11)	4	7				8	3				11	※2
21　シナモン	(11)		11				4	7				11	※3
22　タイム	(11)		11			1	10					11	※2
0.4％生理食塩水	(11)	7	4		1	10			11				

※1　弱い運動抑制効果，※2　強い運動抑制効果，※3　致死的効果。

種類のスパイスの内で、効果が認められないものの方が少ないくらいです。

最も強い致死的効果は※3印に示されるセロリ、カルダモン、クミン、クローブ、シナモンの五種で、次いで※2印に示されるジンジャー、サボリー、アニス、オールスパイス、ペッパー、ナツメグ、タイムの運動抑制効果は有望です。弱い運動抑制効果を示したガーリック、ローレル、オレガノの三種を加えると、二一分の一五種類にアニサキスに対する致死的または運動抑制効果が認められたことで、共同研究者の安田先生共々驚きと喜びに包まれました。

一九九八年には、国際協力事業団の専門家として、タイ国の水産試験所に派遣され、輸出魚介類の寄生虫検査法を教えに行き、ウイークエンド・マーケットで、民間薬として売られているショウガ科植物を九種類ほど購入してきました。タイ産のショウガ科植物は様々な民間療法のほか料理に広く用いられています。このうち、タイ語でナン・クン、クミン・コムと呼ばれるものから、やはり期待どおり、これまで分かっていたシンナムアルデヒドの致死的効果を三倍ほど上回る成分が特定されています。その化合物名はキサントリゾールであることが分かりました。

今から、二〇年ほど前の『予防医学ジャーナル』に興味のある記事が載っています。そこには、「パプアニューギニアに近いインドネシアの島々から、シンガポールに近い島ごとの住民の検便で見いだされる消化器系の寄生虫卵陽性率は、スパイスが利いた郷土料理を日常的に食べている人々は、スパイスをあまり使わない料理を食べている人より低い」と記述されており、スパイスの消費量はシンガポールやマレー半島に近いほど多く、パプアニューギニアに近いほど使用量が少ないというものです。確か、森下薫博士の調査であったと記憶していますが、カレーを毎日食べているインドの人々は、ブータンやネパールの人々よりも寄生虫卵の検出率が低いとも聞いています。ブータンやネパールでは確かに、トウガラシの辛さはあるものの、種々雑多なスパイスを調合した料理を食べることが少ないとも、耳にします。

そうすると腸管系の寄生虫の幼虫もまた、アニサキスと同様に、スパイス由来の致死的効果を示す化合物に、感受性があるやもしれません。大いに興味がわく課題です。辛いばかりのカプサイシンはアニサキスには効き目がありません。舌にしびれを感じさせるスパイスに効果があるようだとの、実験当初の印象が生きているようです。

(四) アニサキスを長生きさせて、元気を回復させる方法

冗談みたいな話なのですが、私たちは、アニサキスを活力よく、長く生きさせる実験も行っています。

市販のプリンにスプーンで凹みを造り、その上に生きたアニサキスを置くと、自力でプリンの中に潜り込みます。見学や研修がある日まで冷蔵庫で約二ヶ月間は元気で生きています。そのほか、スポーツ飲料のポカリスエットにアニサキスを入れておけば、冷蔵庫で約二ヶ月は生きています。ただし、活力はやや落ちますし、液体の表面にカビが生えるのが難点です。

活力が減退したアニサキスを再び元気にするには、黒酢が良いようです。さらに、元気回復のた

めに、朝鮮ニンジンエキス液で飼うと、ものすごく元気にはなりますが、そう長持ちはしません。

厳しい実験の間に、こんなお遊び?もしています。

これまでの実験に使用してきた、生きたアニサキスは、スケトウダラの肝臓ごとビニール袋に入れて、実験の日までパーシャル温度の三℃で保存します。実験日の前日に肝臓から一匹ずつ竹串で、傷つけないように取り出して、冷蔵庫で〇・四%食塩水中に入れ一晩保存し、翌朝、綺麗に洗って、活力をみながら、良いものだけを選択して実験に用います。遊びではなく、必要に追われて実験した結果なのです。

第六章　空飛ぶ寄生虫の謎を解く

六・一　フィリピン毛頭虫

フィリピン毛頭虫（もうとうちゅう）は二から四ミクロンほどの小さな線虫で、日本では、広島・香川・宮崎の三県で各一例ずつ報告されていますが、フィリピンのルソン島北部、イロコスを中心にかなりの患者が発生し、腸の中で卵から孵（かえ）った幼虫が自家感染してどんどん増殖するために、腹水を伴う悪液質に陥り、死亡率は女二〇％、男三五％といわれています。

小腸と大腸の粘膜に潜り込んで生活して栄養分や体液を吸収するために、ダメージが大きいのです。ヒト以外の宿主は今のところ分かっていませんが、糞便と共に排泄された虫卵が淡水魚の腸管で感染型幼虫まで成長し、その淡水魚を生で食べることによって、ヒトに感染します。

ここで、問題です。広島の患者は海外旅行をしていませんし、フィリピン産の淡水魚も食べていません。では、どうして感染したのでしょうか。

寄生虫が空を飛ぶ？　渡り鳥も待機宿主または延長宿主（魚類だけが中間宿主で、その他は必ずしもライフサイクルを一巡するのに必要としない宿主）であれば、東シナ海を飛び越えて日本に飛来し、日本産の淡水魚を汚染することだってあり得るのです。

六・二　アニサキス

アニサキスについては前にも度々述べましたが、アニサキスも空を飛ぶのです。ウッソー……マジ？　だって、最近まで、クジラのデザインのジャンボ機が飛んでいたじゃないですか。今は、ピカチュウのデザインに代わっていますけど。

そうなんです。アニサキスは飛ぶんです。

平成六年度の成田空港検疫所の調査では、アメリカ・カナダ産の天然物の氷詰めの空輸サケの筋肉と腹腔内面から高率にアニサキス幼虫を検出しています。何と、カナダ産のサケ一尾の筋肉部から最高で二四三虫体もの幼虫が検出されています。平成七年度の検出率はアメリカ産が一七・九％（一二九尾中六四尾）、カナダ産が三六・三％（一一尾中四尾）でした。

東京都の食品・環境指導センターと私たち（都立衛生研究所）も共同で調査を行いましたが、いずれの調査結果も、天然物のサケは高率にアニサキスが感染していることが分かりました。しかし、最近は完全に海産哺乳類（ほにゅう）と隔絶された「いけす」で、加熱した餌を用いて養殖された寄生虫のいないパラサイト・フリーのサケ・マスの生産がアメリカ・カナダ・チリ・ノルウェー・イギリス・オーストラリア・ニュージーランドの各国で盛んになって、次々と空輸されています。ノルウェーやイギリス産のサケは商品名としてアトランティック・サーモンが使われることがあり、寄生虫がいないので、生食用として販売されています。

表 6·1 平成 7 年度輸入サケの輸出国別アニサキス寄生状況

輸出国		検査数	腹腔内面	筋肉部
アメリカ	天然	229	109 隻/63 尾	83/1 尾, 22/1 尾
	養殖	42	0 / 0	0 / 1 尾
カナダ	天然	11	33 隻/ 3 尾	101 隻/ 1 尾
	養殖	194	0 / 0	0 / 1
チリ	天然	0	—	—
	養殖	120	0 / 0	0 / 3
ノルウェー	天然	0	—	—
	養殖	36	0 / 0	0 / 3
イギリス	天然	0	—	—
	養殖	18	0 / 0	—
オーストラリア	天然	0	—	—
	養殖	20	0 / 0	0 / 3
ニュージーランド	天然	0	—	—
	養殖	32	0 / 0	0 / 2
合計	天然	240	142 隻/66 尾	206 隻/ 3 尾
	養殖	462	0 / 0	0 /13

(「成田空港検疫所調査」新妻ら：食品衛生研究, **46** (6), 51-59 (1996))

表 6·2 国内産天然サケの部位別アニサキス寄生数

検出数(%)	腹腔内面	内臓部	筋肉部計：腹部	背部
16/16 尾	26 隻	33 隻	1,124 隻：1,098 隻	16 隻
検出率	2.2%	2.8%	95.0%：92.7%	1.3%
平均検出数	2 隻 (0～4)	2 隻 (0～6)	71 隻 (10～131 隻/16 尾)	

(「成田空港検疫所調査」新妻ら：食品衛生研究, **46** (6), 51-59 (1996))

確かに、養殖サケからはアニサキスは見つかっていませんが、一度だけアニサキスが検出されたことがあって、よくよく調査した結果、天然物が混じっていたことが明らかとなりました。この経験から、店頭販売する時には、確実な産地表示と併せて天然物か養殖物かを表示させる必要があります。

そもそも、アトランティック・サーモンの輸入は、一流ホテルやレストランのメニューに、サーモンのマリネとかビネガー・オリーブオイル・各種スパイスやハーブで和えたサラダ、本当に生に近い薫製などを載せるため、生食用の安全なサーモンを得たいと要求されたものです。パーティー料理の人気メニューは大きなサケをかたどった銀の皿に、薄くスライスしたスモーク・サーモンが載っているものです。コック長は、薄塩を振り、ある程度締まってから自家製のスモーク・ルームにサケを吊し、できるだけ短時間、桜のチップでスモークします。

私たちの実験では、食塩濃度一四％（濃い口醤油濃度）の食塩水では、アニサキスは一八時間くらい生きています。また、お歳暮などで贈答されるカチカチのスモーク・サーモンからも死んだアニサキスが見つかることがあります。もし、アニサキスがたくさん寄生している天然物のサケを使って、パーティーで出されるような、ほとんど生のスモーク・サーモンが提供されるならば、当然アニサキスも生きていて、患者がでてもおかしくはありません。シェフも気が気ではないでしょう。

アニサキスとシュードテラノバ（アニキサスの仲間）、後述の広節（こうせつ）（日本海）裂頭条虫（れっとうじょうちゅう）と大複殖（だいふくしょく）門（もん）条虫は、一九九七年から魚肉練り製品の食中毒の原因物質に指定されました。また、一九九九年からは大規模な食中毒発生に際しては、アニサキスや裂頭条虫などの寄生虫によるものであるかどうかも調査することになっています。

一流であればあるほど、食中毒事件を起こして、信用を失うのは避けたいものです。したがって、サーモンなど食材の選択は厳しくならざるを得ません。

私の研究室で扱った事例としては、家庭で作った生サケのマリネを食べたお母さんが急に胃が痛くなって、救急車で入院し、内視鏡でアニサキスを摘出しました。お父さんが、タッパーに残されたマリネを箸で突っついていたところ、二センチメートル位の白い糸のような虫を見つけました。何時間も酢の中で泳いでいたようです。翌日、私のところに保健所の職員がその残物を届けてくれましたので、早速実体顕微鏡で検査すると、まだピチピチとS字状に動いているじゃありませんか。間違いなく、いくつかあるアニサキスのうち人体感染が最も多い代表的な、アニサキス・シンプレックスの第Ⅲ期感染幼虫でした。保健所では、食中毒を疑って、細菌やウイルスの検査も行いましたが陰性でした。残物のサケから生きたアニサキスが見つかり、一件落着となりました。

結構、症状は重く、吐き気や蕁麻疹様の発赤、腹痛などが続くようですが、あまり下痢はしません。発熱も大したことはないようです。内視鏡で虫を確認して、先端についているピンセットのような鉗子で幼虫を摘出すれば、まるで嘘のように症状はなくなります。

胃壁に幼虫が見つからなくても、腹痛が治まらないときには、対症療法として、消炎剤や抗ヒスタミン剤・胃腸薬が処方され、しばらく様子を見るのが一般的な治療です。腸閉塞や腹膜炎にまで症状が進まない限り、外科手術は行わないことが多くなってきました。市販されている駆虫薬はこのアニサキス幼虫には全く効きません。

六・三　日本海裂頭条虫・広節裂頭条虫

ヨーロッパ産のサケ・マス（トラウト）・シーバス（スズキ）の背びれや脂（あぶら）びれの直下の筋肉中に、広節裂頭条虫（こうせつれっとうじょうちゅう）の幼虫・プレロセルコイドが寄生していると言われています。しかしながら、二〇年ほど前までは日本海裂頭条虫と広節裂頭条虫は別種と認定されていませんでしたので、日本近海産のサクラマスから検出されるプレロセルコイドが確実にヨーロッパ型の広節裂頭条虫と同じであるかどうかの調査報告はありません。今後、輸入サケ・マスの調査を通じて国内産のサケ・マスから得られる条虫の異同が検討されるでしょう。

日本海産のサクラマスと、「時知らず」（回遊シロザケ）には、同様の筋肉内に直径五ミリメートルほどの白い袋に閉じこめられた幼虫が寄生していますが、その他の魚種とサケにはほとんど検出されません。この幼虫を飲んで、体重を減らそうという試みもあるのですが、なかなか定着してくれず、二、三メートルくらいに育ったところで、自然排虫してしまったようで、ダイエット効果は上がらなかったと、『獅子身中のサナダ虫』の中で、かの藤田教授は告白しています。

表6・2に示したように、アニサキスはハラモと呼ばれる脂ののった腹側筋に多く寄生していま

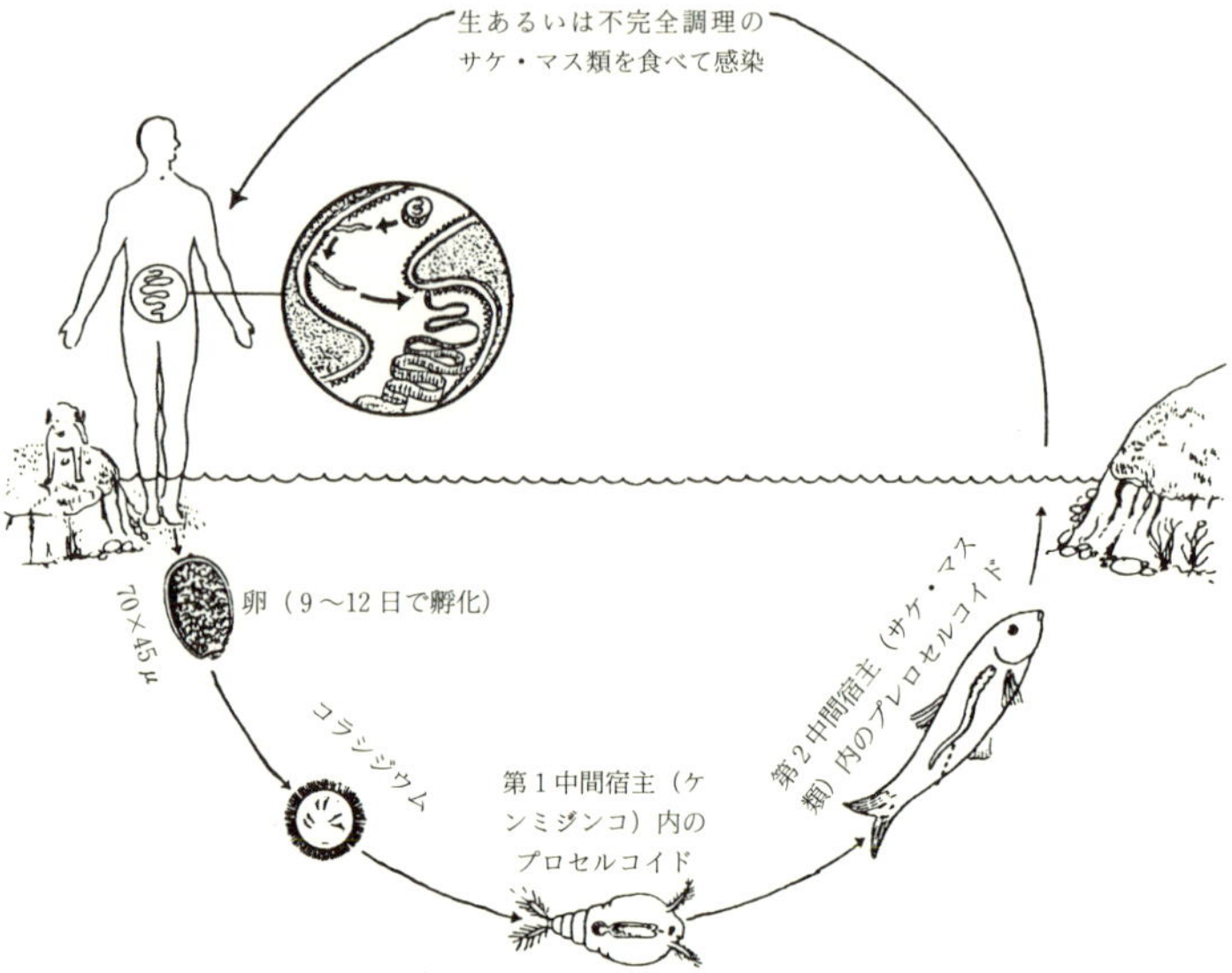

図6·1　広節裂頭条虫の生活史(Jefferey and Leach, 1966. 一部加筆)

すが、この幼虫はどうゆうわけか、背中側の筋肉に好んで寄生しています。素人には筋のようにも、また脂肪のようにも見えて、虫には見えません。袋を破って、生理食塩水の中に入れると、二センチメートルくらいの白い幼虫が伸びたり縮んだり、動き出します。その頭を実体顕微鏡で監察すると、亀頭の切れ目（尿道口）のような裂け目があります。それで裂頭条虫といわれます。

当然、この虫もアニサキスと同様にサケ・マスの空の旅に同行して、日本人の腸管で何メートルにもなって、一日に何万もの卵を産むことを夢見ています。貨物用の航空便が増えて、空港検疫も大変です。空飛ぶ裂頭条虫も当たり前になってきました。昨年（一九九九年）発生し

た我が国の例ですが、国内航空便で飛んできたモノもあります
　お爺さんが北海道旅行へ行き、美味しかった「時知らず」と呼ばれるサケ?、ことによったらマスを保冷宅急便で息子の家族に送りました。受け取った家族があまり生きがいいので刺身で食べたところ、五人のうち四人に広節裂頭条虫が感染してしまいました。この集団的な家族感染例は、東京医科歯科大学の藤田教室に紹介して、家族の駆虫を行ってもらいました。

六・四　顎口虫（がっこうちゅう）

ウナギ・タウナギ・ドジョウ・ライギョ・ナマズも生きたまま空から舞い降りてきています。ウナギには、浮き袋に寄生する鰾線虫（ひょうせんちゅう）が時々見つかりますが、人体には影響ありません。

　我が国で消費されるドジョウの六割は中国・韓国・台湾から輸入されています。輸入ドジョウを調べてみますと、中国の蘇州・南京・浙江省・江蘇省産は高率に剛棘（ごうきょく）顎口虫が見つかっています。他の研究者の報告では、台湾産・韓国産のものからも十数パーセントに検出されています。ドジョウ一尾当たり〇・二一から〇・二九の寄生数ですから、四尾から九尾を躍（おど）り食いすれば、顎口虫が感染する計算になります。

　エスニック料理がもてはやされるようになって、タイからはタウナギが空輸されていますが、今のところ陽性はありません。

国産（青森）のナマズからも四六％、三重では一六・七％も見つかったという報告もありますが、剛棘顎口虫とは別種の古来から土着する日本顎口虫です。三重のシマヘビからも四〇％に日本顎口虫が検出されています。

国内産の活魚も空を飛んでいるのでしょうか。それとも陸送だけでしょうか……。

六・五　野獣肉・ゲームミート、おみやげ用のステーキ肉

フランス料理の食材として、ハト・ウサギ・シカなどのゲームミートが冷凍で空輸されています。最近は、アトピー性の皮膚炎患者が増え、それにつれて、ワニ・カンガルー・ダチョウなどの肉も輸入されるようになってきました。

野生動物には、特有の人畜共通の寄生虫が寄生している場合もあります。例えば、トキソプラズマ、クリプトスポリジウム、サイクロスポーラなどの原虫のほかに、旋毛虫（せんもうちゅう）（トリヒナ）、エキノコックスなどが寄生していることもあります。岩手県のカモシカの検便では、ジアルジア（ランブル鞭毛虫（べんもうちゅう））が四〇％も寄生していることが分かり、河川や谷川の水を汚染していないかが心配されています。

ほとんどのゲームミートはカチカチに冷凍されて輸入されますから良いのですが、おみやげ用の牛肉は、氷詰めで発泡スチロールの容器で持ち帰ります。果たして無鉤囊虫（むこうのうちゅう）は感染しているので

しょうか？　単包虫（たんぽうちゅう）はどうなのでしょうか、心配です。

以前、私の研究室に、十五歳の少年の便に混じって条虫の片節が出たと持ち込んできました。まだ動いていましたが、間違いなく無鉤条虫の片節でした。家族での海外旅行の経験もなく、一流のステーキハウスに行ったこともなく、輸入牛の「たたき」をお母さんが造ってくれたのを食べただけとのことでした。それもスーパーでパックされた肉だそうです。子牛のまま輸入され、国内で肥育された牛肉ということも考えられますが、ともかく最寄りの大学病院で駆虫してもらいました。

一九八〇年頃、三重県・愛知県・大阪など近畿地方で約六〇名の筋肉トリヒナ症が集団発生しました。患者さんは、近畿地方のとある料理店で冷凍のクマの刺身を食べたのだそうです。小さな線虫が全身の筋肉に広がって、筋肉痛や全身性の倦怠感・発熱を訴えました。どうもこのクマの肉は中国から輸入されたものらしいのです。料理店の冷凍庫に一ヶ月以上凍らせておいたクマの肉から感染したとすれば、この線虫は極めて冷凍に強い虫と言うことができます。なぜなら、アニサキスでも、マイナス一八℃で四八時間以上凍らせれば死んでしまうからです。アユの横川吸虫のメタセルカリアはマイナス三℃のパーシャル温度で七二時間保存すれば死にます。したがって、ゲームミートはよく加熱する調理法を選択した方が良さそうです。

第七章　寄生虫の代謝産物がアレルギーを防ぐという「藤田学説」とは

七・一　寄生虫の感染率の激減と花粉症の増加についての状況証拠

一九六三年、我が国で最初の花粉症の報告が東京医科歯科大学の斎藤洋三博士によってなされ、日光松並木で有名な今市市の沿道住民に見いだされています。

戦後の一九四〇年代に、「国民病」とも呼ばれた寄生虫症は、実に国民の七〇％にも達し、寄生虫予防法による各種の対策が取られた結果、一九六〇年には、初めて陽性率が一〇％を切りました。一九八〇年代に入ると、虫卵陽性率は〇・〇二％と激減しました。この間にスギやブタクサ・セイタカアワダチソウなどの花粉によるアレルギー性疾患は当初の二・五％から二五％へと一〇倍にも急増しました。実に国民の四人に一人が、花粉の飛び交う季節には、鼻水・クシャミ・涙目・ぜん息・アトピー性皮膚炎に悩まされることになったのです。

愛知県犬山市にあるモンキーセンターでも、ニホンザルの花粉症が発見され、その数は少ないものの、症状はヒトの花粉症と全く同じです。過去二十数年間続けて来た検便によるサル寄生虫卵検査成績は、陽性率が八〇％台と全く変化のないことが分かっています。

当然のことですが、愛知県の住民と犬山のサルの居住環境・大気汚染の影響はまったく条件が同じです。しかも、虫卵陰性のサルに花粉症が多いことを実証して、「寄生虫が花粉症防止に役立っているのではないか」と、京都大学の霊長類研究所の中村伸先生は述べています。

一方、ベルリンの壁崩壊後、東西両ドイツが統一され、一九九四年に発表された花粉症に関するハンブルグ大学医学部の疫学調査では、旧西ドイツと旧東ドイツの九歳から十一歳の子供七、七〇〇人のうち、旧西ドイツの子供の八・六%、旧東ドイツの子供の二・七%に花粉症が認められています。また、アトピー性皮膚炎にかかる率も旧東ドイツより旧西ドイツの方が高かったのです。

人種的に同一の民族でありながら、花粉症の発生率に三倍もの開きがあるのは、旧東ドイツでは旧西ドイツより大気汚染が進んでいるにもかかわらず、寄生虫感染によって増強される、血液中のIgE抗体が旧西ドイツの小学生より多いという結果が得られ、寄生虫感染が花粉症発生率になんらかの影響を及ぼしているのではないかと推測しています。また、直接検便による寄生虫卵陽性率も旧東ドイツの子供の方が高いということです。

七・二 藤田学説がヨーロッパで改めて注目された理由

寄生虫のうちで、幼虫期に体内移行する顎口虫、回虫、肺吸虫などは、血液一ミリリットル中に四、〇〇〇から六、〇〇〇ナノグラムのIgE抗体を産生するのだそうです。次いで、住血吸虫、糞線虫、糸状虫（フィラリア）、肝蛭、旋毛虫（トリヒナ）、鉤虫などは、一、一〇〇から三、〇〇〇ナノグラムで、消化管内に寄生し体内循環をしない横川吸虫、広節裂頭条虫およびランブル鞭毛虫（ジアルジア）は、五〇〇から九〇〇ナノグラムしか産生しないと言われています。

藤田先生は、実験室の中で、回虫の代謝産物や分泌物を集めて、高速液体クロマトグラフという分析機器を使って分子量一五、〇〇〇の糖タンパク質にIgEを高める効果があることを突き止めました。次いで、この代謝産物を作り出す細胞の遺伝子配列を決定、ついに大腸菌に組み込んで、大量の糖タンパク質を得ることに成功しました。

この代謝産物が体内に吸収され、脾臓に達すると生体内の免疫活性物質インターロイキン4（IL4）の生成が促進されます。その結果、骨髄系のB細胞と呼ばれる免疫系統が増殖したり分化するのを促し、IgEが産生されます。また、粘膜の肥満細胞や血中の好酸球が増殖したり分化を強め、液性免疫機構が優勢となって「Th1の状態」となります。この状態が長く維持されるためには、常に寄生虫から代謝産物の刺激を受け続ける必要があります。

血中に多量に産生されたIgEには、代謝産物に特異的に反応するものと、全く反応しないで肥満細胞だけにくっつくものとがあります。肥満細胞の細胞壁にはIgE抗体の鍵と対応する鍵穴（レセプター）があり、寄生虫の感染者では花粉やダニ抗原と特異的に結合したIgE抗体が肥満細胞の周りに近づいたとしても、もはや鍵穴が万杯になっていてくっつくことができません。

肥満細胞の中には顆粒が充満していて、花粉と結合したIgE抗体がレセプターと二重に結合すると、一斉に顆粒を放出します。この顆粒成分にはヒスタミンとかセロトニンなどが含まれていて、粘膜に分布する毛細血管壁を緩めて、体液や遊走細胞を漏出しやすくします。こうなると、涙や鼻水はとめどもなく出てきます。

こうして、寄生虫に感染していないヒトでは、花粉症が起こるのですが、永いこと回虫に何度も

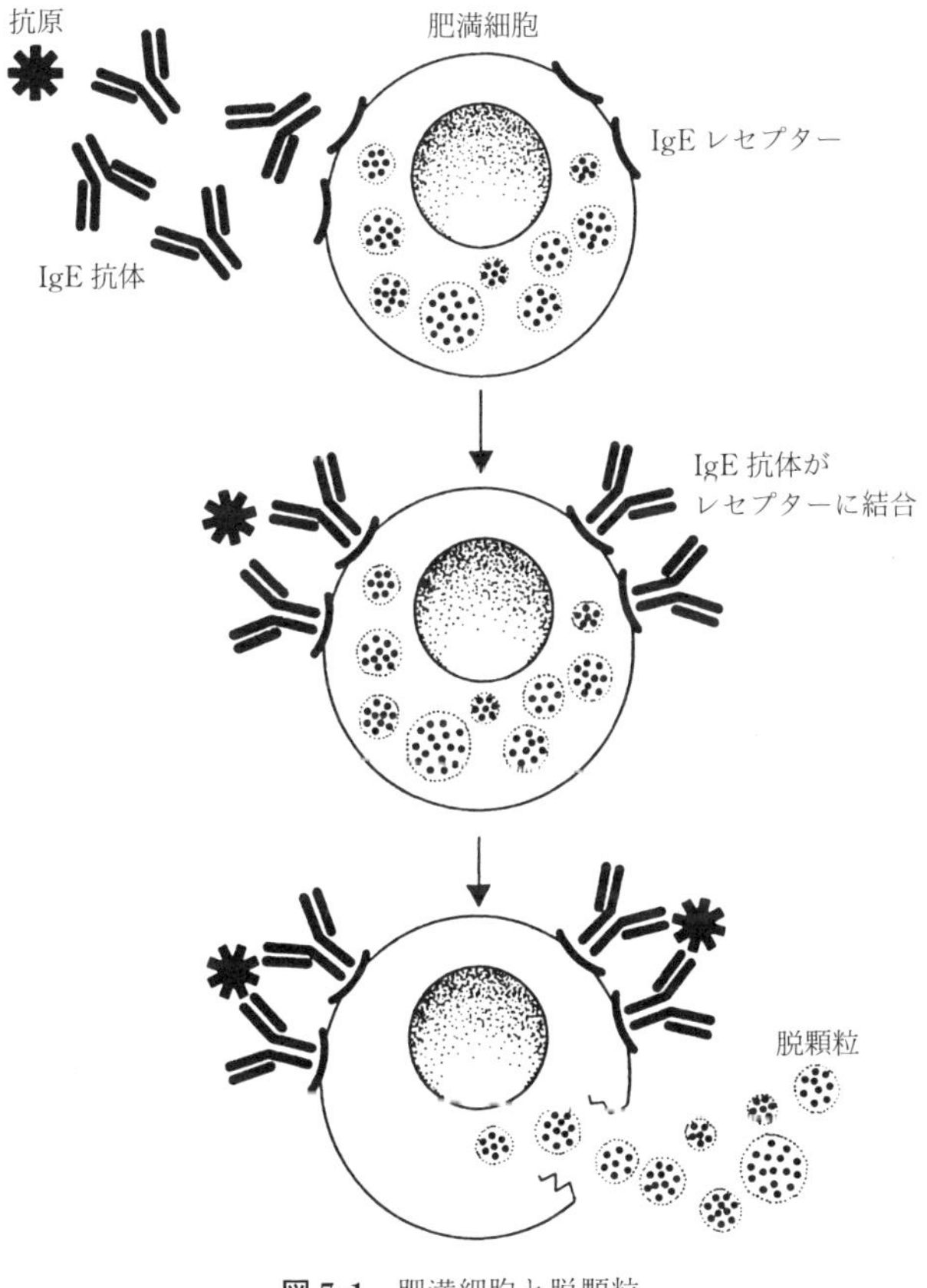

図 7·1　肥満細胞と脱顆粒
（山崎正利：『花粉症アレルギーにはシソがいい』（1996））

感染しているヒトでは、肥満細胞がオブラートに包まれたようになって、内部の顆粒放出はできません。寄生虫の感染があたりまえのアジアやアフリカ、中南米の人々には花粉症やアトピー性皮膚炎が起こりにくい仕組みが出来上がっていることがご理解いただけましたでしょうか。これが、藤田学説の概略です。

ただし、藤田先生が苦労して発見した、回虫の代謝産物から得られた分子量一五、〇〇〇の糖タンパク質には、「落ち」があります。せっかく、その糖タンパク質を合成する遺伝子配列を突き止め、大腸菌に組み込んで、大量に造らせることができたのですが、残念なことに、ヒトの免疫機構全体を抑制すると共に、インターフェロンγ（ウイルス抑制因子）の産生をも抑制するという、副作用があることが分かってきました。その結果、「この糖タンパク質を投与することによって、エイズのように免疫不全状態が起こり、あらゆる病原体はもとより、発ガン機構を抑制することもできなくなる」と先生自ら告白しています。花粉症防止の特効薬として、特許を手にして、億万長者になる夢を脆くもうち砕いてしまったのです。

なかなかに寄生虫はやっかいな動物で、人間に有利な調教を受け入れてはくれません。

七・三　寄生虫以外の感染症による免疫機構の発現

寄生虫以外の感染症ではどうでしょう。前節で、体液性の免疫機構の活性化について述べました。

今度は、細胞性の免疫機構についてお話ししましょう。

特に、結核では胸腺由来のT細胞系の免疫機構が活性化して、「Th1の状態」になります。すると、マクロファージなどの免疫記憶細胞が抗原刺激を受けて、胸腺由来の細胞にインターロイキン2とインターフェロンγなどの生理活性物質（サイトカイン）の分泌を促します。これらの生理活性物質によって、T細胞の増殖や分化が促進され、マクロファージも活性化されます。すると、ツベルクリン反応に見られるような遅延型の過敏反応が起こります。

ツベルクリン注射後、二四から四八時間後に発赤腫脹（ほっせきしゅちょう）が起こります。活性化された免疫細胞は、結核菌やその抗原の周りに集まって肉芽（にくが）を形成して、病巣を結合組織やいくつかの細胞が融合した巨細胞群によって封じ込め、活性酸素を放出して菌を殺したり、食細胞の作用によって排除しようとします。このような機構を「細胞性の免疫機構」と呼んでいます。

比較的大きな結核病巣は、中心部がチーズのような乾酪変性を起こして、やがて空洞化します。このように、結節や空洞化したX線の画像をとらえることにより、読影による診断が行われるのです。X線写真による読影を困難にする陰影を作るのが肺ガンであったり、肺吸虫の虫嚢（ちゅうのう）であったり、時にはイヌ・ネコ・ブタ回虫の幼虫による体内移行期の肺病巣（十円玉大の陰影）であったりします。最近は肺結核の患者数が底を打ち、読影もままならない医師が増えてきており、しかも医学教育の偏向によって、寄生虫学の知識すら持ち合わせない医師も続々誕生しています。

結核の診断を受けて、抗結核薬剤を長期に服用しても一向に改善しない患者の血清を、寄生中学教室に送って抗体検査をしてもらった結果、肺吸虫またはイヌ・ネコ・ブタ回虫の抗原に対する陽性反応が見られ、結局誤診であったことが分かって、治療法を変えて治療に成功する例もあるのです。このように、寄生虫感染による免疫機構は体液性の免疫が優先されるため、診断には有利なこともあります。

結核やその他の感染症の診断には、病原菌そのものを培養して同定する方法と、患者血清の特異抗体の増強を検査する方法とがあります。比較的容易に培養が可能な菌では菌検索が行われ、HIV（ヒト後天性免疫不全ウイルス）・梅毒・クラミジアなどの性感染症では、培養ができないため、抗体検査が主流です。一般の細菌検査では二日程度で結果が出せますが、結核菌の発育速度は非常に遅く、喀痰（かくたん）からの培養には一から二ヶ月を要します。

そこで、結核菌のように培養はできても検査に要する期間が長いものや、全く培養方法がないものについては、その病原体特有のDNAやRNA（核酸）の切れ端をPCR（ポリメラーゼ・チェーン・リアクション）という方法で増幅して、特有の電気泳動のパターンを解析することにより、診断に役立てることもできるようになってきました。尿からの淋菌のDNA断端を検出する検査法や、カキに蓄積される小型球形ウイルス（SRSV）の検査などにPCR法が応用されています。

七・四　アレルギーの体液性免疫と結核の細胞性免疫機構の中間型

体液性免疫と細胞性免疫の中間型の反応もあります。

私たちの実験では、生きたアニサキスをモルモットに何度か飲ませて自然治癒したグループに翌年、アニサキスのジュースを飲ませ、背中の皮内にアニサキスの代謝産物から得られた分子量一〇、〇〇〇以上の抗原を注射したところ、ツベルクリン型の発赤腫脹が一八時間後に認められています。また、その翌日の解剖によって、重度な胃腸炎症状を確認しています。この反応はIgG抗体が関与する「アルツス型のアレルギー反応」と言われるものです。

ヒトでは、何度もアニサキスに感染した経験をもつ場合、アニサキス抗原を皮内注射すると、即時型の反応を示します。症状も、刺身や「しめさば」などを食べてから八時間以内に腹痛や嘔吐など急性腹症を起こして、救急病院に運び込まれることが多いのです。内視鏡検査で胃壁に頭を突っ込んでいるアニサキスが見つかって、それを摘出して形態学的に同定できれば急性劇症型の胃アニサキス症と診断され、同時に治療も終わりです。

人によってはこの時、激しい胃痛のほかに嘔吐や蕁麻疹（じんましん）を訴える場合があります。しかし、細菌性の食中毒のように激しい下痢や発熱を呈するケースは少ないのです。

このほか、慢性緩和型の腸アニサキス症と呼ばれるケースがあります。初感染かアニサキスに対するアレルギー感作が成立していないヒトに、生きたアニサキスが感染した場合には、特別な治療

表7·1 アニサキスおよび魚介類のアレルゲンに対する血清中IgEレベル

	アニサキス（＋）	アニサキス（－）	合　計
サ　バ（＋）	27	14	41
サ　バ（－）	394	1,209	1,603
計	421	1,223	1,644
他の魚介類*（＋）	6	8	14
他の魚介類（－）	111	253	364
計	117	261	388

＊ イワシ（n＝88），サケ（83），マグロ（54），マアジ（100），イカ（53）

（木村：*ALLERGY*, **54**, 1226（1999））

を行わなくても、市販の胃腸薬を飲んだだけで、多くの場合、いつの間にか自然排虫して、治癒してしまうこともあります。たまたま、成人病検診の際にX線二重造影法で胃腸に腫瘤（しゅりゅう）が見つかって、摘出手術した結果、病理検査で輪切りのアニサキス虫体が発見され、慢性緩和型のアニサキス症と診断されることもあります。

アニサキスの免疫診断法には、アラスタットという診断キットが市販されていて、アレルギー内科の先生方がよく用いています。このキットは患者のIgEを測定するもので、患者以外の成人病検診の際にも抗体価が測定され、山村と比較して、漁師町の人には陽性者が多いことが、千葉大学の調査で分かっています。

岐阜大学の粕谷先生の一九九〇年の報告と昭和大学医学部の木村先生の一九九九年の報告によると、サバを食べて蕁麻疹ができたことのあるグループと蕁麻疹の経験がないグループ間のアラスタットによるIgE抗体を比較した結果、サバまたは他の魚種から抽出された抗原に対する陽性率は、蕁麻疹経験者で極端に低く、ほとんどがアニサキスの抽出抗原に陽性反応を示すことが分かってきました。

このことが、日本アレルギー学会で報告されるや、世界的に権威のある科学誌「ランセット」に紹介されて大騒ぎになったこともありました。

最近、木村先生の三万例を越えるサンプルについての報告（ALLERGY、五四巻、一二二五－六、一九九九）によると、「二四、四〇〇例のIgE抗体陽性例のうち、約三〇％がアニサキス抗原に陽性であった。一方、サバ抗原や他の魚種由来抗原に対する抗体陽性率は四％と低かった。」この報告がなされて以来、再び、アニサキスによるアレルギーに注目が集まってきました。

また粕谷先生は、一〇〇℃で五分加熱しても不活化されない抗原の存在も報告されています。そうなると、アニサキスを生きたまま飲み込んで、胃腸壁に潜り込むような物理的な傷害に加えて、「なめろう」や「たたき」「つみれ」などの調理方法では、ちぎれた虫体または擦り込まれた虫体成分が混入していれば、たとえ加熱調理してもアレルギー感作されたヒトでは、急性胃腸炎が起こり得ると言えるのです。

一九九七年に厚生省の食品衛生調査会の食中毒部会は、食中毒危害物質としてSRSV（小型球形ウイルス）と共にアニサキス、シュードテラノバ、広節裂頭条虫、大複殖門条虫（だいふくしょくもん）の五種を指定しました。特に、魚肉練り製品の製造に当たっては、これらの危害を与えるものは混入してはならないことになりました。

現在、全国各地で、腸管出血性大腸菌O157、腸炎ビブリオやサルモネラ菌による食中毒が多発していますが、食中毒様の集団発生で、懸命な細菌・ウイルス検査を行っても、原因不明例は十数パーセントはあると言われています。

一九九三年以来、鹿児島県・千葉県・山口県・静岡県で発生した集団食中毒様事件では、六〇人から一三〇人規模の訴えがありました。保健所の調査では、細菌・ウイルス検査がマイナスで、共通の原因食のカタクチイワシからアニサキスの感染型幼虫が二〇から五〇％も見つかり、集団アニサキス症と報告されています。内視鏡検査でアニサキスが見つかった例は、五、六例と少ないのですが、疫学的に推定することができた事例です。

アニサキスは食酢にも強く、刺身・酢の物・黄身酢あえおよびマリネなどの料理にも耐え、柔らかなスモーク・サーモンでも生きています。たとえ、イワシ・サバ・アジの「たたき」や「なめろう」「つみれ」などの調理法や、スルメイカの「いかそうめん」に細切りされても、アニサキスの切れ端が残されていれば、過敏症のヒトには腹痛・嘔吐・蕁麻疹などの食中毒様症状を呈する可能性があるのです。

はたして、アニサキスの抗原に過敏となったヒトは、どうやら即時型のアレルギー体質になっているようですが、スギ花粉症との因果関係はどうなのでしょう。アラスタット抗原キットは、スギ花粉・ダニ・ハウスダスト・各種魚介類・肉類・ミルク・そば粉などの抽出抗原がセットになって販売されていますので、どなたか藤田学説との関係を究明していただけないかと思います。

一九九六年に埼玉県越生町の町営水道を介して、八、八〇〇人を上回るクリプトスポリジウムと呼ばれる原虫による集団下痢症が発生しました。もし、この集団が自然獲得免疫によって、完全に治癒したのだとしたら、この原虫の再感染は防げるのではないか、また、外秩父丘陵地帯は戦後の植林によりスギ花粉の強烈な発生源であるので、越生の町民は、集団下痢症を経験しない外の町民と比較して、花粉症の発生率は低いのではないかと期待を寄せていました。その点を、藤田教授にじかにお聞きしたところ、クリプトスポリジウムなどの腸管寄生原虫では、非特異IgEの産生が弱くて、花粉症防止には役立たないのだと言われました。本当にそうかしら……。まだ、私には合点がいかないのです。

なぜなら、水道水に混じって飲み込んだオーシストは胃酸と腸液に触れて、カプセルから出て、バナナ型のスポロゾイト四個がそれぞれ腸粘膜細胞の一個ずつに侵入します。そして成熟し、八個のスポロゾイトになります。八個のスポロゾイトは、別々に粘膜細胞に侵入して、再び八個のスポロゾイトに分裂増殖します。これを繰り返すうちに、患者の体内に特異抗体ができてきて、約一週間で下痢は治ります。しかし、原虫は生存環境が悪くなったとはいえ、生き残りのために、雄と雌の有性生殖に移って遺伝子の交換を行い、優位となったものがカプセルに包まれ、完全成熟オーシストとなって、便と共に外界に排泄されます。

このオーシストは水中で二、三ヶ月は生きていますし、塩素などの消毒薬には極めて強く抵抗します。乾燥と凍結には弱いのですが、一旦川床に蓄積したオーシストが増水によって再び洗い流されると、下流域に被害を及ぼすことになります。

下痢が治まった患者でも、最長一五〇日にわたってオーシストを排出し続けることも分かっています。けっして、抗原刺激が短期間で終了するとは思われないのです。

さあどうなることか、しばらく様子を見ることにしましょう。

七・五　一筋縄ではいかないアレルギーの謎にせまる

帝京大学の山崎正利教授は、一応、寄生虫によるアレルギー抑制効果を認めてはおりますが、花粉症の発現機構に関する研究の中で、TNF（腫瘍壊死因子）と呼ばれる細胞活性物質・サイトカインをマクロファージが過剰に分泌して、免疫細胞を活性化させ炎症を増強しているのだと述べています。

TNF誘導物質を注射された健康マウスは、一、二二四単位までTNF量を増やしますが、ステロイド剤を投与した群では、八単位と完全に抑制されます。一方、柴朴湯（さいぼくとう）という漢方薬を飲ませた群とシソエキスを飲ませた群では三七一から三九八単位と約六から七割ほど産生を抑制する結果が得られたとして、シソエキスの効能を記述しています。

表 7·2　TNF 産生抑制効果の比較

	TNF 量（単位）	抑制率（%）
な　し	1,224	0
ステロイド剤	8	99
柴朴湯	371	69
シソエキス	398	68

現在、ヒトの側のアレルギー発現機構のほかに、環境因子が深く関わっていることが、大きな社会問題となっています。例えば、「戦後に植林された杉林が国土の山林原野の六〇％近くに拡大されて、四〇年以上も経過しているために、花粉の飛散量が現在最大になっている」とか、「窒素酸化物や硫黄酸化物による大気汚染の影響、酸性雨による山林の立ち枯れにみられるように、飛散する花粉もアレルゲン（抗原）としてのタンパク質や末端の結合基（レセプター）が何らかの変性を

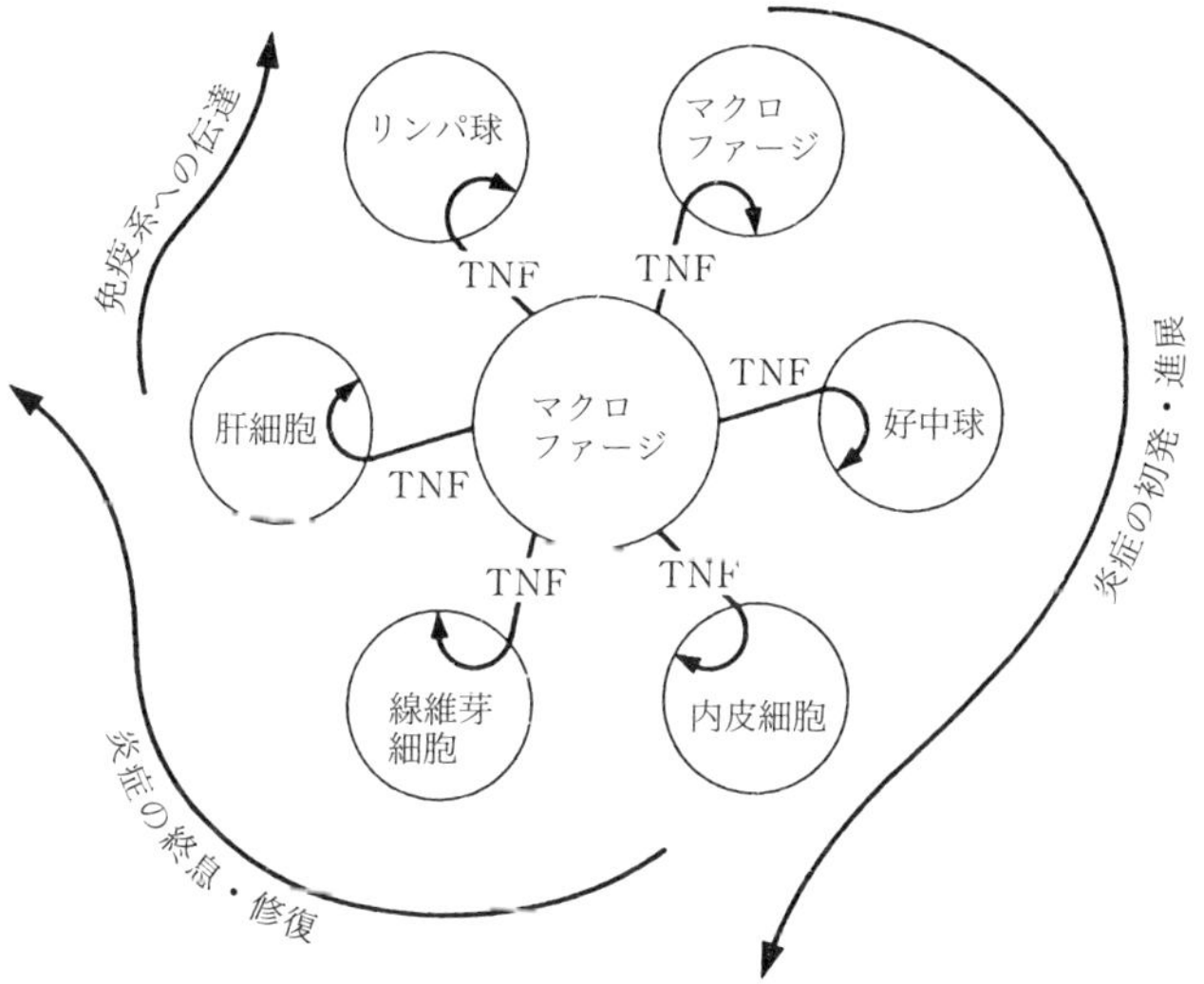

図 7・2　TNF の働き(1)(山崎：前掲書)

受けている」など諸説が入り乱れています。

一九九二年以来、東京都立衛生研究所と環境科学研究所の研究グループは、いち早く、環状七号線周辺住民のぜん息やアレルギーの解明に力を注ぎ、いわゆる環七公害の究明をしてきました。現在、最も問題となっているのは、ディーゼル排気ガス中の微粒子（DEP）の対策です。

一九九四年度の環境庁調査によると、自動車保有台数の一八％に過ぎないディーゼル車がまき散らす窒素酸化物は七五％、大気中に浮遊する粒子状物質は一〇〇％近くを占めています。

アメリカのハーバード大学の調査では、この粒子濃度と死亡率に高い相関が認められており、先進国のぜん息や花粉症など粘膜のアレルギーが増えている原因とも言われていま

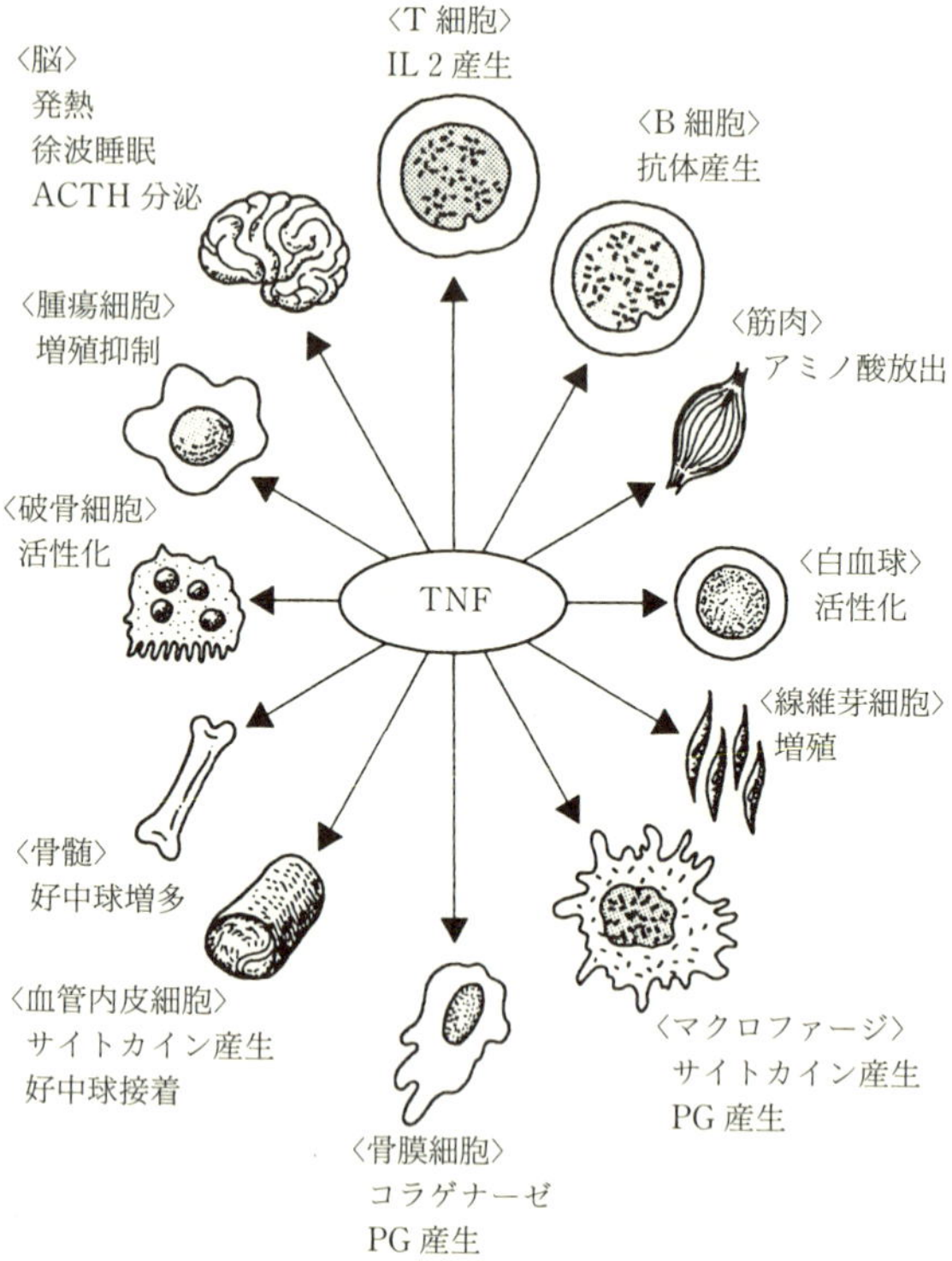

図 7･3　TNF の働き(2)(山崎：前掲書)

す。

国立環境科学研究所の研究グループおよび都立衛生研究所のモルモットやマウスに対する排ガス暴露実験では、高濃度の飼育環境で育ったものでは、アレルギー性の鼻炎や結膜炎をさらに悪化させたり、刺激物に対しても過敏になったり、IgEなどの抗体が作られやすくなるとの結果を得ています。とにかく、排ガスの規制は日本自動車工業会が二〇〇五年までに達成すると方針を早めたほど、経済社会に与える影響が深刻です。

アレルギー症の問題、肺ガン発生率の問題、化学物質過敏症の問題および環境ホルモンの問題などに対する総合的な対策が急がれています。さらに、体質改善などを標榜した健康食品の安全性についても、食品・医薬品双方からの調査研究が始まっています。

第八章　食品を介して感染する寄生虫の防除対策

八・一　食品汚染の防止法

一般的な食中毒の防除対策は起因菌を「つけない」・「増やさない」・「殺す」の三要素から成ります。しかしながら、食品媒介の寄生虫では、アニサキスや日本海裂頭条虫のように食物連鎖により、中間宿主であるサケ・マスに感染して魚肉の可食部分に好んで寄生するため、天然物のサケ・マスの寄生虫汚染を防止することはできません。

近年になってノルウェーから空輸されるようになったアトランティック・サーモンのように、クジラやイルカなどの海産哺乳(ほにゅう)動物から隔絶された「いけす」で、加熱された人工のまき餌(え)を用いて飼育する特別な養殖技術を駆使することにより、寄生虫フリーの養殖サケ・マスを提供できるようになってきました。

我が国の人工授精によって孵化(ふか)したサケの稚魚・幼魚のイワシなどの生き餌による沿岸養殖では、すでにカタクチイワシがアニサキスに感染している場合があるので、寄生虫フリーの魚を提供することは難しいのです。したがって、視認による寄生虫の検索とピンセットなどによる除去を徹底するか、または一匹でも寄生虫が内臓や腹壁などから見つかった場合には加熱調理用にまわした方が安全でしょう。

陸封されたヤマメ・ニジマス・イワナ・アマゴやサツキマスなどの天然物の寄生虫感染状況は明らかではありませんが、湧水池で養殖されたマス類やアユなどの養殖魚から、これまでのところ寄生虫は検出されていません。

一般的には、寄生虫の幼虫は食中毒細菌のように食材となる中間宿主の体内で増殖することはできないのです。寄生虫は中間宿主の体内では、当初の感染数量のまま、一定の成長を行った後、次の宿主への感染機会を待ちます。終宿主に摂取された感染型幼虫または虫卵は種ごとに異なる体内循環や組織迷入により、成長するとともに移動部位に炎症反応や基質的な傷害を与え、好適終宿主では性成熟して、産卵を開始します。

好適宿主でない場合は、幼虫のまま寿命が尽きるまで体内移行します。アニサキスでは胃腸粘膜壁への穿入（せんにゅう）・穿孔、旋毛虫（せんもうちゅう）や顎口虫（がっこうちゅう）では皮膚爬行症（はこうしょう）（みみず腫（ば）れ）など移動部位に傷害を与えることがあります。しかし、魚類の捕獲・水揚げ・流通・保存・調理の過程で、幼虫は、ある程度生存できたとしても増殖および毒素産生の恐れはありません。

例外として、キタキツネを終宿主としエゾヤチネズミなど野生動物が中間宿主となる多包条虫の幼虫（包虫）は、その糞便汚染した飲料水や食材を介して感染宿主の肝・肺・脳などの母胞嚢（ぼほうのう）内で形成される繁殖胞で原頭節を増殖し、数年から十数年を経て包虫は直径五から二〇センチメートルにもなって、やっと自覚症状を認められるようになるほど成長が遅いため、いつ、どこで感染したかが分からないので、特に注意が必要です。

その他、寄生虫卵およびクリプトスポリジウム、サイクロスポーラ、イソスポーラやジアルジアなどの原虫による食品汚染を防ぐためには、調理および加工に用いる洗浄用水は水道水とし、流水による念入りな洗浄が必要です。特に大規模調理施設や食品加工工程および生食用果実・野菜の洗浄に大容量バケットによる汲み置き水を用いる場合には、一ロットの食品汚染が全体に及ぶことがあるので注意する必要があります。

八・二　加熱調理技術

寄生虫感染の防止策で最も有効な手段は、何と言っても加熱調理が一番です。焼く・煮る・蒸す・揚げる・炒めるという基本操作で食材の深部温度がタンパク凝固温度である六〇℃以上に達すれば、速やかに死滅します。食中毒を起こす細菌類の加熱処理である中心温度が七〇℃で三〇分の加熱では、十分に虫体を死滅させることができます。厚生省の水道水のクリプトスポリジウム汚染が疑われた場合の処置として、給水停止した後、生水の飲用を避けるか一分間の煮沸消毒を全ての広報活動を通じて呼びかけることとしています。

八・三　冷凍保存技術

マイナス五〇℃以下の急速凍結、マイナス二〇℃の緩慢凍結、マイナス三℃のパーシャルフリージングおよび〇℃の氷温冷凍技術の発達により、肉や魚介類の保存方法が多様化してきています。

また、家庭用冷凍・冷蔵庫の庫内温度も、マイナス一八℃、マイナス三℃、〇℃および四から一〇℃と三ないし五区分され、食材によって保存温度を選択できるようになっています。

寄生虫の低温に対する抵抗性は、食材の体積、保存前の温度などによって殺虫に至る時間差が生じますので、一概に言えない面もありますが、おおまかに言うと、マイナス四〇から五〇℃の急速凍結では、ほとんどの寄生虫は死滅するか感染性を失います。マイナス一八から二〇℃の緩慢凍結では、四八時間後には、タラの内臓に被嚢するアニサキスI型幼虫は死滅します。

一方、大鶴ら（一九七八）は表8・1に示すように、サケ・マス類の筋肉中に被嚢して寄生する広節裂頭条虫の幼虫（プレロセルコイド）の死滅条件について検討して、魚の重量別に、揚げ物、焼き物、煮物、薫製などの処理時間を計測し、おおむね二キログラム以下で三〇分の加熱時間、または水の沸騰に要する時間で十分死滅させることができると報告しています。このように、条虫類の幼虫（プレロセルコイド）はアニサキスと比較して極端に弱いのですが、マイナス一八℃の冷凍庫での死滅時間は一キログラム以下のもので八時間を要し、重量が一キログラム増すごとにさらに四時間加算され、四ないし五キログラムのものでは二四時間の冷凍を必要とすることが明らかとなりました。ツキノワグマのカット肉内の旋毛虫（トリヒナ）は一ヶ月以上感染性を維持したとの報告もあり、この幼虫は特に冷凍に強い虫と言えましょう。

マイナス三℃のパーシャル温度では、アユやシラウオの鱗片下に寄生する横川吸虫の幼虫（メタセルカリア）は三日（七二時間）保存により、感染力を失います。一方、アニサキスはタラの肝臓

表 8·1 広節裂頭条虫プレロセルコイドの死滅時間

1) プレロセルコイドの致死温度
a) 熱処理：56℃/5 分間
b) 低温処理：－18℃ではじめ，魚体内温度－10℃に達するまで
2) 魚肉の安全処理

魚処理法	魚重量	最小時間
a) 揚げ物	0.7kg 以下	10 分
(あらかじめ 200℃加熱,	0.7～10kg	15 分
5～7cm の横断)	1.0～1.2kg	20 分
b) 焼き物(オーブン)		
(200℃，魚全体)	2.0kg 以下	30 分
c) 煮物		
(冷水，魚全体)	(家庭用レンジ)	水沸騰まで
(熱湯，魚全体)	(〃)	水再沸騰まで
d) 薫製		
(各種スモークボックス)	(薫製用レンジ)	15～30 分
(魚全体)		(ボックスのタイプによる)
e) 冷凍(－18℃，魚全体)	1kg 以下	8 時間
	1～2kg	12 〃
	2～3kg	16 〃
	3～4kg	20 〃
	4～5kg	24 〃

(大鶴ら，1978)

表 8·2 －3℃で処理（緩慢冷凍）したアユにおける被嚢幼虫の生死とイヌへの感染実験結果

	活動性のメタセルカリア数／被検メタセルカリア数(%)	イヌへの感染実験			
		感染メタセルカリア数	糞便内虫卵陽性までの日数	感染 3 週目の EPG *	推定成虫寄生数**(感染率)
対 照	169/200 (84.5)	877	11	320	640(73.0)
24 時間	131/200 (65.5)	548	11	120	240(43.8)
48 時間	30/200 (15.0)	684	12	40	80(11.7)
72 時間	2/200 (1.0)	840	14	0	＋
96 時間	0/200 (0)	(動物への感染は行わなかった)			
－5℃ 1 時間処理	16/100 (16.0)	522	12	80	160(30.7)
－10℃ 2 時間処理	10/100 (10.0)	414	13	40	80(19.3)

＊ EPG：糞便 1g 中の虫卵数。 (影井ら，1978)
＊＊ 1 成虫が糞便 1g 中に生む虫卵数を 0.5 として計算。

表8·3 アニサキス幼虫の高温並びに低温抵抗性

温度	川田(1968)	Van Thiel *et al.* (1960)	
45℃	69.1分で死滅	10秒作用	100%生存
		60秒作用	100%生存
50℃	5.6分で死滅	10秒作用	100%生存
		60秒作用	40%生存
55℃	—	10秒作用	0%生存
		60秒作用	0%生存
60℃	1.0分で死滅	—	—
70℃	瞬時に死滅	—	—

	水道水	3%食塩水	6%食塩水	10%食塩水	15%食塩水
2℃	50日以上生存	30日以上生存	30日以上生存	6日生存	4日生存
−10℃	6時間生存	4日生存	3日生存	3日生存	3日生存
−15℃	4時間生存	12時間生存	12時間生存	1日生存	1日生存
−20℃	2時間生存	3時間生存	3時間生存	3時間生存	3時間生存

に被嚢している状態で保存すれば三、四ヶ月間も生存し、感染能力を持続します。一キログラム以下の魚体ではマイナス一八℃で八時間、四から五キログラムの魚体では二四時間の冷凍処理によって死滅させることができます。

○℃の氷温では、ほとんどの寄生虫卵および感染型幼虫は生存しており、鮮魚など鮮度の良い食材ほど危険度は高いと言えます。

近年、生け簀料理店への活魚の流通が盛んとなってきました。低温海水タンクを装備した陸上輸送の発達により、活魚の生食機会が増え、大衆化が進んできました。活魚の寄生虫は最も強い感染力を維持していると考えられますので、調理人の視認による寄生虫除去技術が問われることになります。

八・四　食品加工技術

四訂日本食品標準成分表（科学技術庁資源調査会編）によると、塩干物における含水量はアジの開き干しで六八・一％、食塩濃度は三・〇％、イワシの生干しで、それぞれ五九・五％と一・九％、ウルメイワシの丸干しで三六・一％および六・一％、ホッケの塩蔵品は水分が六〇・二％、塩分が一〇・四％、塩干しが水分七三・八％、塩分が二・三％となっています。

塩マスの水分含量は四六・二％、塩分は五・六％、塩ザケはそれぞれ六一・四％と八・一％、サケの薫製品では冷薫が水分四八・九％、塩分七・九％、温薫がそれぞれ六〇・〇％、六・一％、スジコは四四・九％、九・七％となっています。

塩辛類では、オキアミが水分七一・〇％、塩分一五・七％、イカがそれぞれ六四・八％、一一・四％、練りウニでは五五・二％、一一・九％となっています。

さらに、魚肉練り製品では、つみれが水分七四・〇％、塩分二・五％、魚肉ハム・ソーセージがそれぞれ六六・〇から六六・一％、二・三から二・一％と記載されています。

畜産加工品では、ローストビーフの水分は六四・五％、塩分は一・六％、各種ハム類は水分が六二・九から七四・五％、塩分が二・五から三・三％の範囲にあります。各種ソーセージ類は水分が二五・九から六一・七％と幅があり、塩分も二・三から四・一％とまちまちです。

寄生虫の生死を分ける加工食品の水分活性と塩濃度の関係を調べることは、細菌類の生菌数測定のようには容易ではありません。

私たちの調査では、市販されているスモーク・サーモンやニシンからアニサキスが見いだされていますが、全て死滅虫体でした。また苦情品として保健所に持ち込まれるパック詰めのタラコやカズノコから見いだされたアニサキスも全て死滅していました。

真空パックされた市販の「しめさば」は加工包装後の製造工程で一旦冷凍し、解凍して陳列することが定着しているので、アニサキスの生存虫体は見つかっていません。

赤魚の「西京漬け」や、タラの「昆布じめ」などの加工食品からの虫種鑑別もしばしば依頼されることがありますが、今までのところ生きたアニサキスは見いだされてはおりません。

スルメイカの「沖漬け」や「塩辛」の塩分濃度は食品成分表でも一一・四%、水分は六四・八%となっており、製造から流通に要する日数が三日以上かかることによって、アニサキス殺虫条件は満たされるものと推定されています。

私たちの実験によると、表8・4に示すように、醤油の原液（塩分一五%）と減塩醤油（塩分七%）に生きたアニサキスを投入して死滅時間を観察したところ、一八時間で全ての虫体が死滅しました。減塩醤油の二分の一の希釈液（三・五%）では、全てのアニサキスが死滅するまでに七日間もかかりました。また、一五%の単なる食塩水中に投入したアニサキスは一八時間後も生存するものもあります。このことから、醤油製造工程で菌膜形成を防除するために防カビ剤として添加されるといわれている、極微量なアリルイソチオシアネートの存在がアニサキス殺虫効果を高めてい

表8·4　スケトウダラ由来アニサキスⅠ型幼虫の調味料に対する抵抗性

種類	経過時間(日数)	被検虫体数	濃度	15%(原液)				7.5%(1/2)				3.75%(1/4)			
			活動性	(卌)	(卄)	(+)	(−)	(卌)	(卄)	(+)	(−)	(卌)	(卄)	(+)	(−)
食塩	2時間	5		3		2		2		3		3		2	
	18 〃					2	③		2	1	②		2	3	
	3 日						⑤			4	①			5	
	4 〃						⑤			4	①			5	
	7 〃						⑤				⑤			5	
	14 〃						⑤				⑤			3	②
醤油	2時間	5				1	④	3		2		4	1		
	18 〃						⑤				⑤	3	2		
	3 日						⑤				⑤			5	
	4 〃						⑤				⑤			4	①
	7 〃						⑤				⑤			2	③
	14 〃						⑤				⑤				⑤

種類	経過時間(日数)	被検虫体数	濃度	7%(原液)				3.5%(1/2)				1.75%(1/4)			
			活動性	(卌)	(卄)	(+)	(−)	(卌)	(卄)	(+)	(−)	(卌)	(卄)	(+)	(−)
減塩醤油	2時間	5				5		4		1		4		1	
	18 〃						⑤		4	1		4		1	
	3 日						⑤			5			5		
	4 〃						⑤			4	①			5	
	7 〃						⑤				⑤			5	
	14 〃						⑤				⑤			4	①

対照	経過時間(日数)	被検虫体数	濃度	スケトウダラ内臓体液混入				(生理食塩水で数次洗浄後)			
			活動性	(卌)	(卄)	(+)	(−)	(卌)	(卄)	(+)	(−)
0.4% 生理食塩水	2時間	100 (10)		100				(10)			
	18 〃			100				(10)			
	3 日			100				(10)			
	4 〃				100			(3)	(6)	(1)	
	7 〃				50	50				(9)	(1)
	14 〃					60	40			(8)	(2)

（東京衛研年報，38巻（1987））

るのではないかと思われます。したがって、三・七五％以下の食塩濃度では、全てのアニサキスが七日間も生存できることから、自家製の「低塩塩辛」や「しめさば」などでは、アニサキスが生存している可能性が高いと思われます。

八・五 食品および水を介して感染する寄生虫

輸入食品のシェアは近年目覚ましい増加傾向を示していますが、品目別の寄生虫（卵）検査成績は、肉類では輸入牛と豚、魚介類ではドジョウ、サケ・マス類が発表されていますが、野菜類ではごく一部しか発表されていません。

そこで、東京都立衛生研究所と東京都食品環境指導センターの共同調査成績（一四七頁）および厚生省成田空港検疫所が行った成績を示すと共に、過去の検出例を例示し、海外の寄生虫感染者数（表1・3、表1・5参照）および国内文献に見られるヒトおよび家畜の寄生状況から防除対策を考えてみましょう。

防除対策の基本はヒトからヒトに飲食物を介して感染する寄生虫の分布と飲食物の汚染状況をまず把握すること。そして、家畜や野生動物および魚介類が中間宿主で、これらの肉・魚介類を生または加熱不十分な状態で食べることにより感染する寄生虫症に対する知識が必要です。次に、食品流通の諸問題、すなわち、どのような食材が、どの国から、どのような温度管理で入荷されている

表8･5　平成6年度輸入サケの輸出国別アニサキス寄生状況

輸　出　国	検査数	腹腔内面	筋　肉　部
アメリカ	104	7隻/6尾	—
カナダ	84	2隻/2尾	243隻/1尾
イギリス	22	0　/0	—
ノルウェー	97	0　/0	—
オーストラリア	30	0　/0	—
ニュージーランド	103	0　/0	—
チリ	205	0　/0	—
合　計	645	9隻/8尾	243隻/1尾

注）アメリカ，カナダを除き，各国のサケは全て養殖。
（「成田空港検疫所調査」新妻ら：食品衛生研究，**46**（6），51-59（1996）

かを把握し、生食される食材の寄生虫汚染実態を知ることが大切です。

厚生省成田空港検疫所の報告（一九九六）によると、鮮魚として氷温で空輸され、生食されるものはサケを始めアンコウ、カラスフグ、サヨリ、サワラ、タラ、ハタ、マグロ、ズワイガニなど九種類で、中国、ベルギー、イギリス、ノルウェー、カナダ、オーストラリア、インドネシア、パキスタン、台湾、韓国、アメリカなど一一ヶ国から輸入されており、いずれもアニサキスほか魚類寄生性の外部寄生虫が見いだされています。とりわけ平成六年には、カナダ産の天然サケでは、最高一尾当たり二四三虫体のアニサキス幼虫が腹部筋肉内から見いだされています。

次いで平成七年の調査時には表6・1に示したように（一〇八頁）、アメリカ、カナダ産の天然サケからのみ二四〇尾のうち六九尾から合計三四八虫体のアニサキス幼虫が検出されています。一方、チリ、ノルウェー、イギリス、オーストラリアおよびニュージーランド産の養殖サケ・マス（トラウト）からは全くアニサキス幼虫は検出されておりません。

平成六年度から八年度に行われた東京都立衛生研究所と東京都食品環境指導センターの共同先行調査では、輸入農産物は、アメリカ、オランダ、ニュージーランドをはじめ一五ヶ国、五〇種類、合計三六八件の野菜・果実およびキムチなど農産加工品です。これら農産物からは全く寄生虫卵は検出されませんでした。

ボトル詰めのミネラルウオーターや清涼飲料水および濃縮果汁などの輸入量は増加の一途にあります。一九九六年にアメリカで、非加熱のアップルサイダーによるクリプトスポリジウムの集団感染事件が報じられて以来、これら輸入飲料からクリプトスポリジウムとサイクロスポーラに関する先行調査を都立衛生研究所と食品環境指導センターが引き続き行っていますが、一九九七年以来全く陽性検体はありませんでした。

国際的な清涼飲料メーカーは、あらかじめ進出国の水質を調査した上で最適マニュアルを作成し、イオン交換樹脂とろ過膜による高度処理水を得て製品化し、さらに加熱工程を経ているのでほとんど問題はないと思われます。一九九五年の輸入ミネラルウオーターの「非加熱ボトル異物混入事件」以来、成分規格や製造・保存基準の遵守が求められています。

しかしながら、クリプトスポリジウムなど病原微生物対策は、厚生省の水道水における暫定指針で通知されているものが唯一の予防対策の根拠ですが、平成十一年四月に施行された「感染症予防・治療に関する法律」にも、これらの寄生虫が［四類感染症］として盛り込まれており、関連する法令も順次整備される予定です。

今後、問題となるのは、グアテマラ産のラズベリーのように生食される果実や、野菜の栽培や散水・洗浄、およびポストハーベスト薬用に用いられる農業用水への、原虫類の汚染防止対策でしょう。さらに加えるとすれば、大規模調理施設や高度医療施設の地下水を利用する雑用水および工業用水・雑用水の安全対策が重要です。

当然のことながら、下水処理施設や家畜の屎尿処理対策の強化が図られなくてはなりません。熱処理加工ができない飲食物の洗浄用水は、水道水と同様な濁度管理（〇・一）と定期的な微生物検査が必要です。簡易水道や地下水を利用している大規模給食施設においても同様に、食材や調理器具の洗浄は流水で行った後、再度水道水によるシャワー洗浄を心がけたいものです。

原虫のシスト・オーシストは極端に塩素消毒に強いので、熱湯または高温蒸気による調理器具や床洗浄を普及させる必要があります。

八・六　知っておきたい寄生虫症の疫学・発生状況

（一）　ヒトの輸入寄生虫（症）

日本人が海外に出掛けて感染し、国内に持ち込む場合と、発展途上国の外国人が国内に持ち込む場合が考えられますが、寄生虫の種類には大差がないようです。

表8・6に示すように、青年海外協力隊員計七五〇名から、帰国時(一九七七〜一九八〇、山浦ら[1])に検出された寄生虫卵は、回虫三・七%(二八例)、鞭虫九・三%(七〇例)、異形吸虫一・六%(一二例)、鉤虫〇・九%(七例)、肝吸虫〇・四%(三例)の順でした。原虫では、ランブル鞭毛虫が一七・三%(一三〇例)、大腸アメーバ二・一%(一六例)、赤痢アメーバが一・六%(一二例)、小形アメーバ一・二%(九例)、イソスポーラ一・〇%(七例)が検出されており、寄生虫陽性者数は七五〇人中二三〇人と実に三〇・三%、ほぼ三人に一人が何らかの寄生虫を持ち帰っていることになります。

一方、平成元年から三年(一九八九〜一九九二、杉山ら[2])の大村収容所におけるベトナム難民九三二名の持ち込み寄生虫(卵)は、鞭虫四四・〇%(四〇四例)、鉤虫三〇・五%(二八〇例)、回虫二九・二%(二六八例)、ランブル鞭毛虫六・八%(五八例)、赤痢アメーバ〇・七%(六例)、その他五・三%(四九例)の順に検出されています。

同じく偽装難民(中国人)二、一一四名の保卵状況は、六六%(一、三八六例)が陽性で、そのうち鞭虫または回虫の単独感染および両種混合感染が大部分を占めていました(小林ら[3]、一九八九〜一九九二)。陽性者は三人に二人という高比率です。

これらの調査成績は、東京都の日本語学校就学生における中国人一七七名の寄生虫保有状況(池田ら[4]、一九九〇)と類似のパターンを示しています。すなわち、池田らによると、鞭虫単独寄生一

表 8·6　文献による消化器系輸入寄生蠕虫卵および原虫検出率（数）

調査対象	青少年海外協力隊	大村収容所の難民・偽装難民		石川県における外国人就労者				
出身・派遣国	日本・世界各国	ベトナム	中　国	インドネシア		フィリピン		
首都・地方	各　地	各　地	各　地	首　都	地　方	首　都	タルラック	その他
報告者（年）	山浦ら＊1 (1977～1980)	杉山ら＊2・小林ら＊3 (1989～1991)		広川ら＊4（1991～1992）				
陽性率（数）	30.3 (230/750)	78.2 (719/932)	65.6 (1,386/2,114)	(159)	(41)	(35)	(50)	(44)
回　虫	3.7(28)	29.2(268)	33.7(712)	0.6(1)	—	2.9(1)	14.0(7)	9.1(4)
鞭　虫	9.3(70)	44.0(404)	50.3(1,063)	52.2(83)	39.0(16)	45.7(16)	52.0(26)	54.5(24)
鉤　虫	0.9(7)	30.5(280)	8.8(186)	15.7(25)	19.5(8)	—	2.0(1)	2.3(1)
肝吸虫	0.4(3)	—	—	—	—	—	—	—
異形吸虫	1.6(12)	—	—	—	—	—	—	—
ランブル鞭毛虫	17.3(130)	6.8(58)	nd	1.9(3)	2.4(1)	2.9(1)	8.0(4)	6.8(3)
赤痢アメーバ	1.6(12)	0.7(6)	nd	—	—	—	—	—
大腸アメーバ	2.1(16)	—	nd	9.4(15)	9.8(4)	5.7(2)	10.0(5)	2.3(1)
小形アメーバ	1.2(9)	—	nd	6.9(11)	4.9(2)	2.9(1)	8.0(4)	4.5(2)
イソスポーラ	1.0(7)	—	—	nd	—	—	—	—
その他	—	5.3(49)	nd	8.2(13)	12.2(5)	2.9(1)	12.0(6)	15.9(7)

平均陽性率：58.1％（191/329），nd：検出せず。
＊1：文献1)，＊2：文献2)，＊3：文献3)，＊4：文献5)。

六・九％（三〇例）、回虫六・七％（一一例）、回虫＋鞭虫混合寄生一・一％（二例）、鉤虫単独寄生一・一％（二例）、何らかの寄生虫卵陽性者は五三例（二九・九％）と、ほぼ三人に一人の確率で検出されています。

特筆される事項として、肝蛭（かんてつ）卵が一例から見いだされたことが挙げられます。

なお、一九九三年に中国残留者帰国家族三名のうち、五歳児から回虫成虫および鞭虫＋回虫卵、父親から鉤虫卵、母親から鞭虫＋回虫卵が検出されています。

平成三年と四年に広川ら[5]が行った調査では、石川県における就労インドネシア人二〇〇名およびフィリピン人一二九名、総計三二九名の検便による陽性率は、インドネシア人（首都・地方別％）では、鞭虫卵（五二・二％と三九・〇％）、鉤虫卵（一五・七％と一九・五％）、回虫卵（〇・六％と〇％）、ランブル鞭毛虫（一・九％と二・四％）および非病原性アメーバ二種の合計（一六・三％と一四・七％）が見いだされています。

また、フィリピン人（首都・タルラック・その他地方別％）では、鞭虫卵（四五・七％、五二・〇％、五四・五％）、回虫卵（一・九％、一四・〇％、九・一％）、鉤虫卵（〇％、二・〇％、二・三％）、ランブル鞭毛虫（二・九％、八・〇％、六・八％）および非病原性アメーバ二種（八・六％、一八・〇％、六・八％）が見いだされました。

東京都立衛生研究所においても、過去五年間に赤痢アメーバが海外旅行者検便で二例、外国人JICA研修生の肝膿瘍の膿汁から一例検出されており、また、他の海外旅行者からランブル鞭毛虫二例が見いだされています。一九九三年には、ランブル鞭毛虫症が疑われた日本人の夫とパラグアイ出身の妻および五歳児の検便では、本原虫が陰性であったにもかかわらず、我が国では四、五例目にあたるクリプトスポリジウムが父子二例から検出されました。そのほか、海外旅行者二名からそれぞれ回虫の雌成虫一隻と広節裂頭条虫の片節が保健所を通じて届けられています。

このように、我が国で断片的に報告される文献から推定される「輸入寄生虫症」は、精査すればさらに症例は増えるものと思われます。旧寄生虫予防法に指定されていた、回虫・鉤虫・肝吸虫・日本住血吸虫の四疾患ですら、この法律が平成六年に廃止されて以来、届け出の義務もなくなったため厚生省統計では、全く把握できなくなってしまいました。ただし、感染症新法が平成十一年四月から施行され、マラリア症、アメーバ赤痢、ジアルジア症、エキノコックス症、クリプトスポリジウム症の五種の寄生虫症が四類感染症に指定されましたので、この五種については、全数把握が可能となります。一方、感染症新法で指定されなかった、アニサキス症など食品を介して感染する寄生虫症については、食中毒統計に盛り込まれることになりました。

発展途上国と言われるアジア・アフリカ・インド・中近東・中南米・南太平洋諸島の各国、特に熱帯・亜熱帯地域の衛生環境は戦後の日本の衛生環境を現在も維持し、しかも人口増加と戦乱および食糧難が加わって、さらに悪化の過程にあるものと言えましょう。無警戒なグルメ旅行が「輸入寄生虫症」を増加させるとともに、これら地域からの帰国者および外国人入国者の健康管理が現状のまま放置されるならば、中間宿主を必要としない消化器系寄生虫が再び我が国に土着し蔓延する可能性もあるのです。

少なくとも、外国人または患者の屎尿が混入する公共下水道の汚泥が、完全に加熱処理されずに、有機肥料として流通し施肥される場合、自家用菜園、都・区民農園の野菜を介して、または無農薬・有機栽培野菜の流通によって、人体寄生虫症が増加するものと予想されます。

一九九〇年から一九九三年にかけて、虫種鑑別のために都立衛生研究所に持ち込まれた肛門排泄虫体一〇例および口から排出された二例が、それぞれ回虫の成虫でした。保健所を通じて患者が日常食べている野菜の入手経路を調べた結果、契約有機栽培野菜一名、自家用栽培野菜（区民農園）二名、実家からの直送野菜一名、このほか海外旅行中の飲食物によるものが二名あり、一般の市販野菜六名という回答を得ています。

そこで、一九九三年に東京都経済局の飼肥料検査所の協力を得て、下水道汚泥を主原料とする有機肥料一二種の虫卵検査を実施した結果、野積み発酵肥料の一例から鞭虫卵とイヌ鞭虫卵を検出しました。

外国人労働者の糞便中の無鉤条虫卵に汚染された牧草・飼料から集団感染した肉用牛が一九九三年に神奈川県で六六頭も見つかるという、我が国で初の無鉤嚢虫症の集団発生例が盛・池谷ら[6]によって報告されています。牧場に隣接する工場の外国人労働者の簡易宿舎の不適切な屎尿処理と安価な労働力を求めた結果、短角和牛とF_1肥育牛の六六頭の全てのウシから嚢虫が検出されたのです。特に好適寄生部位は限定されることなく、全ての筋肉・臓器から水疱状の嚢虫（平均六・三七×

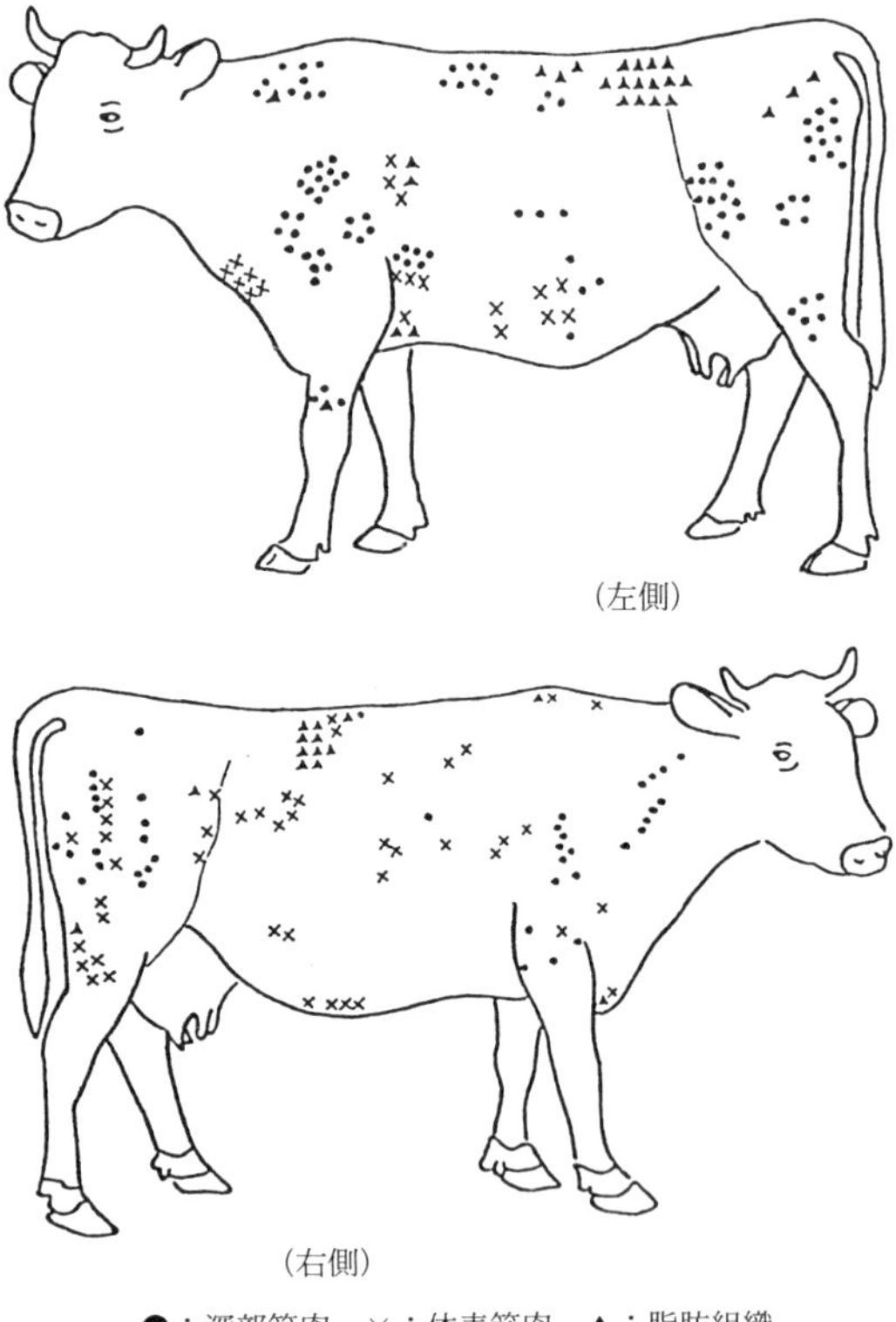

図 8･1　無鉤嚢虫の体内分布
（盛ら：日獣会誌，1996）

三・五五ミリメートル）が一頭で最高二四三個も検出され、その結果、廃棄処分を受けた、ヒトからウシへと感染した最初の事例です。

国際化が身近にまで進んだ今日、日常的に二五万人から五〇万人ともいわれる定住外国人の屎尿が簡易水洗便所や公共下水道に流れ込み、発展途上国からの定住人口の約三分の一が、何らかの寄生虫の無症候保卵者であるとするならば、年間の下水中に排泄される卵や原虫の数量は、天文学的数量に達しているものと推定されます。

実際に、生下水からはランブル鞭毛虫（べんもうちゅう）（ジアルジア）やクリプトスポリジウムが埼玉県の九箇所の処理場で見つかっていますので、生の屎尿が田畑に施肥されるか、下水道汚泥が不十分な発酵で有機肥料に混入された場合には、このような寄生虫感染がヒトからヒト、またはヒトから家畜あるいは家畜からヒトへと直接伝播することも容易に想定されます。

全国平均で、公共下水道の普及率が五六％を越えたとはいえ、まだ四四％は簡易水洗便所を含めて汲み取り便所に留まっていることは、屎尿による河川や湖沼の汚染がなおも継続していることを示します。河川の表流水を簡易水道に用いている水道企業体や、井戸水を雑用水として利用している食品工業および大規模給食施設などでは、水質汚染の問題は当分の間続くものと考えられます。

豚舎や牛舎からの家畜の屎尿の垂れ流しは、すでに相模川のクリプトスポリジウム汚染が代表するように、全国各地の水道取水口二百数十箇所の調査でも、クリプトスポリジウムが二％台、ジアルジアが八％台で検出されていることから、感染源対策が今後とも必要となります。

（二）　国内産または輸入食品媒介寄生虫（症）

もともと、日本人は魚介類の生食嗜好が強く、鮮魚や活魚の「刺身」・「たたき」・「るいべ」・「酢じめ」など素材の味覚を堪能することを好みます。

現在では、食品流通の氷温輸送の発達により、産地直送で戸口から戸口に配達されるようになり、全国どこでも鮮魚介を摂取することができるようになりました。さらに、肉牛が生きたまま輸入され、多摩食肉センターで年間一、〇〇〇頭を越えると（屠）畜検査が行われていた一九八四年当時、単胞条虫（たんぽうじょうちゅう）や回旋糸状虫（かいせんしじょうちゅう）（オンコセルカ）など、これまで我が国では見られなかった寄生虫が見いだされています。

本来ヒトの寄生虫でない寄生虫の幼虫が感染して重篤な症状を呈する「人畜共通の寄生虫疾患」が増加の一途にあるといっても過言ではないでしょう。

(1) 肉・生鮮魚介類から感染する寄生虫症

(a) アニサキス症

サバ・タラ・オヒョウ・カタクチイワシ・カレイなどの刺身から感染するアニサキス症が最も多く、年間二、〇〇〇例を越える症例報告（影井）[9]があります。

これまでの散発発生例に加えて、一九八二年と一九八六年の二度も静岡県（目黒ら、[10a] 津田ら）[10b]で集団発生が報告されています。一九八八年には鹿児島県（山下ら）[11]、一九九二年には千葉県（安藤ら）[12]で、次いで一九九三年には山口県（神田ら）[13]で数十人から一〇〇人規模の食中毒のような症状を呈する、アニサキス症と疑われる集団発生例が報告されています。このような事例が増えるにつれ、アニサキス症と他の食中毒との類症鑑別の必要性が高まってきました。原因食としては、カタクチイワシの「酢の物」または「刺身」など生食に近い状態での摂食が共通であることがわかっています。事件後、カタクチイワシの調査を行ったところ、最高で五六・五%（山口県）および二〇・〇%（千葉県）からアニサキス幼虫が検出されたと報告されています。

東京都立衛生研究所で行った、全国各地のスケトウダラ・マダラ・マサバおよびスルメイカのアニサキス寄生率調査では、北海道産のタラが九〇から一〇〇%と最も高く、しかも一尾当たりの平均寄生数は一一から五〇隻で、五〇隻以上のものが大半を占めていました。一方、宮城、新潟産のタラの寄生率は四五から五〇%台と低く、一尾当たりの寄生数も一から一〇隻と少ない検出状況でした。

マサバでは、千葉から青森にかけての太平洋側の平均寄生率が九四・〇%であったのに対し、長崎から石川に至る日本海側の平均寄生率が八七・三%とやや低く、瀬戸内海産のサバの寄生率は八・一%に過ぎませんでした。一尾当たりの寄生数で比較してみますと、大半のサバは一から一〇隻までの寄生状況でしたが、玄海灘に面した佐賀県産のサバは、北海道産のタラに匹敵する一一から五〇隻の寄生数を示しました。九州および鳥取産のサバの寄生率はともに九〇から一〇〇%と高率を示しました。

スルメイカでは、長崎から北海道に至る平均寄生率は一六・五%と低率でしたが、山口産のものでは三七・五%と高率でした。しかし、イカ一尾当たりの寄生数は一から一〇隻と少ないものが大半でした。

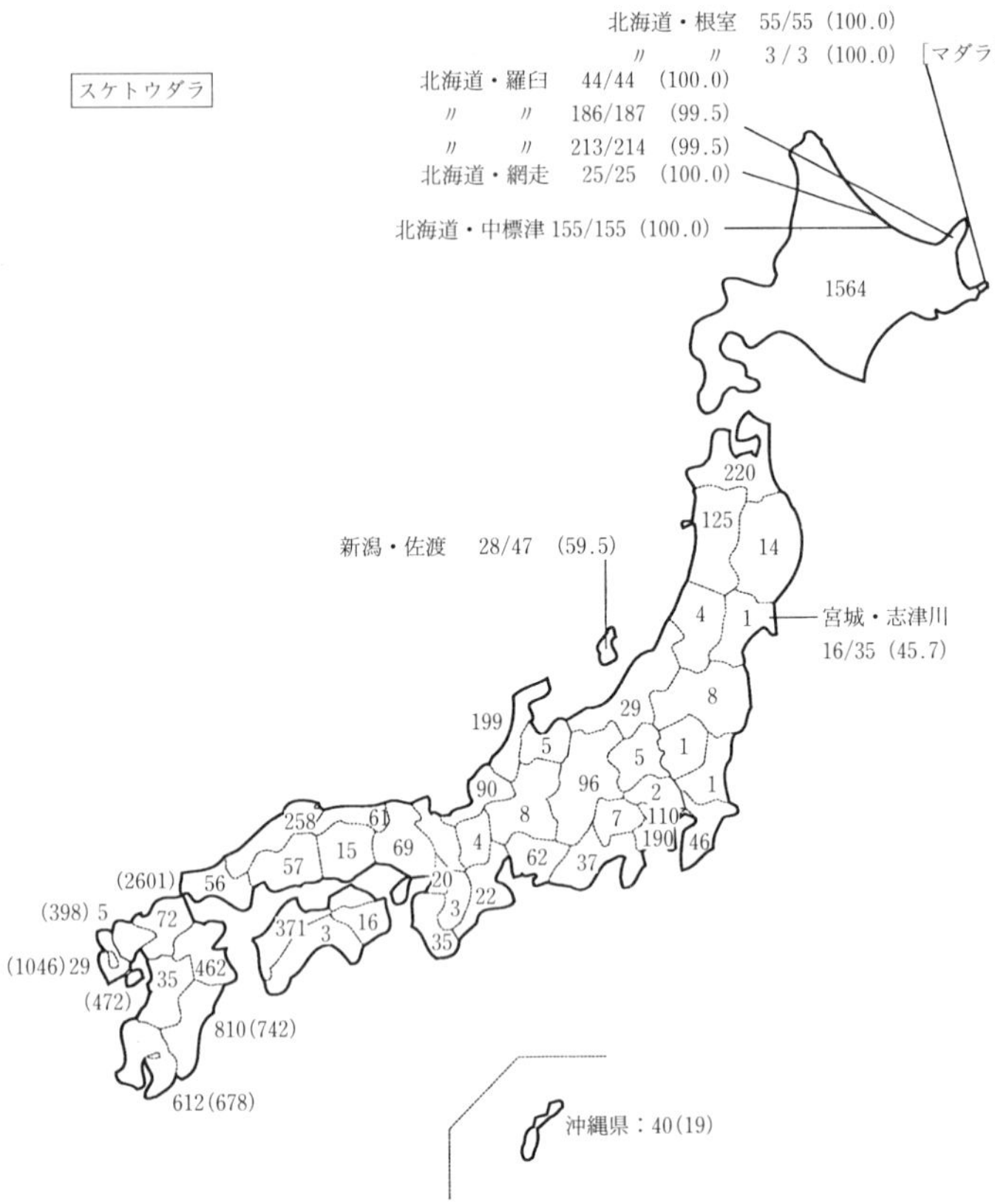

図 8･2　全国の患者分布と水揚地別のアニサキス寄生状況(1)
（食品寄生虫ハンドブック，**図 8･3** も）

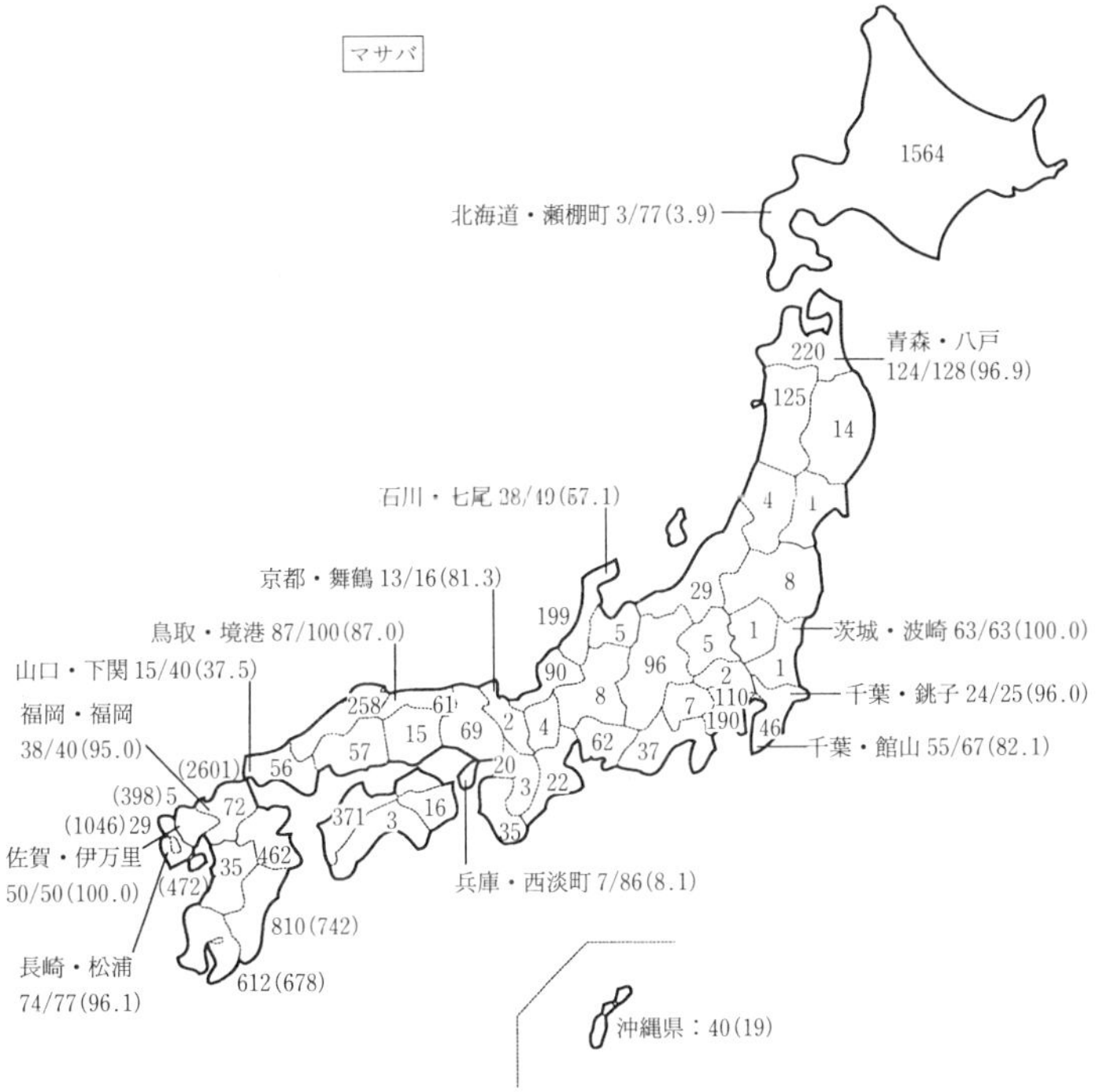
マサバ
1564
北海道・瀬棚町 3/77(3.9)
220
青森・八戸
124/128(96.9)
125
14
4
1
石川・七尾 28/49(57.1)
29
8
京都・舞鶴 13/16(81.3)
199
5
1
茨城・波崎 63/63(100.0)
鳥取・境港 87/100(87.0)
96
5
1
山口・下関 15/40(37.5)
90
8
2
110
千葉・銚子 24/25(96.0)
福岡・福岡
38/40(95.0)
258
61
2
4
7
190
46
15
69
62
37
千葉・館山 55/67(82.1)
57
(2601)
56
20
(398)5
72
3
22
(1046)29
371
3
16
佐賀・伊万里
50/50(100.0)
35
462
35
(472)
兵庫・西淡町 7/86(8.1)
810(742)
長崎・松浦
74/77(96.1)
612(678)
沖縄県：40(19)

図 8・3　全国の患者分布と水揚地別のアニサキス寄生状況(2)

これら魚介別・産地別のアニサキス寄生状況を各県別の報告症例数と重ね合わせてみますと、九州の九、〇七四症例とマサバの高寄生率、および北海道の一、五六四症例とタラの高寄生率に目を奪われます。郷土料理や調理法および生食の食習慣の違いによって、このように感染者数に相違が見られるようです。

すなわち、九州ではサバを原因食とした症例が八〇％台であったのに対し、北海道ではオヒョウが五〇％台、次いでイカ一七％、カレイ一四％台と続き、生食の習慣が少ないタラ、サバは八から九％台と低いことが分かります。

また、過去と現在の原因食の変遷も報告（唐沢、一九九三）[14]されています。かつて、イクラやスジコからの感染例は少なかったのですが、最近では、空輸のイクラ・スジコ・生サケも増えており、これらサケからの感染例が一九％にのぼると言われています。私たちの経験でも、「生サケのマリネ」からの感染例が立川市で発生し、調理済みのタッパーに入っていた残物からアニサキスI型幼虫を検出したことがあります。この時は、二四時間以上たってから検査したのですが、生サケとタマネギのスライスの間を縫って酢の中で泳いでいました。

また、市販の魚介加工品のうち、スモーク・ニシン、スモーク・サーモン、タラコから、さらにノルウェー産の冷凍ニシンからも死んだ幼虫を見いだしています。店頭で「きょうぎ」に生食用と書いてあったのを信用して、湯通しもせずにタラの白子をポン酢で食べたところ、五人のうち四人までがアニサキスに感染した例も経験しています。

（b）旋尾線虫症

ホタルイカの生食による皮膚爬行症が大きく新聞などマスコミに取り上げられて、一時出荷が停止されるなど大騒ぎになったことがあります。

国立感染症研究所の影井先生の報告（一九九一）によると、これまで、腸閉塞症二例（大鶴ら、一九七四）、腸穿入症二例（影井ら、一九九二・松田ら、一九九三）、前眼房から見いだされた一例（Chung *et al.*, 1993）が報告されています。その後の調査で、ホタルイカ寄生率は〇・七二％（九七二例中七例）であると加藤ら[15]（一九九三）によって報告されています。影井[16]（一九九二）の報告によると、関東・関西・近畿・四国・沖縄の各県からの鑑別依頼があり、三八例中男性三〇、女性八で三十から四十歳台が六三・一％と最も多く、今後さらに症例の増加が予想されると述べていますが、実際には、報道の効果によって生食が自粛された結果、それほど多くの被害者は出なかったようです。また、Okazawaら[17]（一九九三）の調査によると、ホタルイカ一、一〇九尾のうち三七尾（三・三％）から旋尾線虫タイプXの幼虫が見いだされ、スルメイカからも三〇杯中一杯（三・三％）から見いだされています。特に、魚介類の咽頭部から胃部にかけて本虫が見いだされる可能性が高いと言われています。

私たちも、アニサキスの調査を通じて本虫と類似の標本が得られており、今後さらに、旋尾線虫についても注意を払って検査を続けていく必要を感じています。

たまたま、ホタルイカの瓶詰めの塩辛が好きで、しばしば食べている人がサンプルを持って来まして、調べてみたところ何も見つかりませんでした。仮に、あったとしても、食塩濃度と発酵・流通に時間がかかりますので、本虫が生きているとは考えられません。

(c) 条 虫 症

サケ・マス類、特に平均三〇から五〇％台の高い寄生率を示すサクラマスの生食、「るいべ」または自家製の「マス寿司」などを原因食とする広節裂頭条虫症（こうせつれつとうじょうちゅうしょう）（日本海裂頭条虫症）は、一九六〇年から一九八〇年の二〇年間に五八六例が報告されています。

一九九三年に東京都立衛生研究所に鑑定を依頼してきた二例の片節のうち一例が日本海裂頭条虫で、一例が米子裂頭条虫と同定されたことや症例報告などからみて、現在も毎年二〇〇例近い新規感染者があるものと思われます。

原因となる魚種は現在までのところ、特定できないのですが、前述の米子裂頭条虫のほかに、大複殖門条虫の症例報告も相当に増加傾向を示しています。静岡県清水市立病院だけでも、カツオやイワシの刺身をよく食べる本症患者四例が追加報告（川田ら[18a]、一九九三）され、これまでの累計が三九例になっています。

その後、一九九六年には生きたシラス（イワシの稚魚）の漁期である五月から九月の一シーズンだけで、静岡県内で四五例の集団発生が掘ら[18b]によって報告されています。これは過去十数年の累計四四例を上回るものです。一病院で一五名の治療・駆虫に当たった医師の原因食調査では、全員が生で食べたと申告したものはシラス・カツオで、その他マグロ・イワシ・アジ・イカがよく生食されていたようです。

また、高知医科大学では、最近の五年間に大複殖門条虫一九例、無鉤条虫四例（牛肉由来）、日本海裂頭条虫二例、米子裂頭条虫一例、有鉤嚢虫一例（豚・虫卵由来）、合計二七症例を報告（鈴木ら[19]、一九九二）しています。

大複殖門条虫の患者分布は、千葉県以西の東海・四国・中国・九州の太平洋側に多発し、一九八九年までに一五三例が報告（山浦ら[20]、一九九〇）されていますが、東北から北陸・山陰に至る日本海側に多発する日本海裂頭条虫症の分布とは全く異なっています。

一方、福井医科大学の症例として、無鉤条虫症五例（牛肉由来、国内感染例）、およびマンソン孤虫症（ヘビ・カエル・シャモ肉など由来）三例が報告（高田ら、一九九三）[21]されており、輸入食品の多様化がもたらすものと考えられています。この症例の中に一歳半の幼児感染例の記載が含まれていますが、東京都立衛生研究所に依頼された十五歳の中学生の糞便中に見いだされた片節が、無鉤条虫と同定されたことや、海外渡航歴がないことなどから、確かに国内での潜在感染は増加傾向にあるものと思われます。

サクラマスの日本海（広節）裂頭条虫・プレロセルコイド（幼虫）寄生状況を一九七八年に東京都立衛生研究所で調査したところ、北海道産一七・八%、青森産二七・八%、秋田産三〇から五四・二%、山形産五四・一%、新潟産二一・二%、富山産三五・七%、平均三八・八%と高率で、一八八九年に飯島によって最初に報告された当時の寄生率と大きな変動はありませんでした。九六〇年から一九八〇年の二〇年間の、全国の合計五六八例にのぼる本症患者数の内訳（影井、一九八二）[22]は、日本海（広節）裂頭条虫のサクラマス寄生率に比例して、北海道一〇、青森八〇、秋田五一、新潟九四、富山二八、石川六〇、福井一一〇、京都七四例と日本海側に偏在していることが明らかです。

(d) 多包虫（エキノコックス）症

キタキツネが主な終宿主で、その糞便中の虫卵に汚染された食物、水、野草から感染するエキノコックス症（多包虫症）は、潜伏期間が五年から一五年と長く、診断も容易ではありません。本症

表 8·7 サクラマスにおける広節裂頭条虫幼虫の感染状況

場　所	被検数	陽性数(%)	1尾当たり	報　告　者
神通川	198	60 (30.3)	1 ～ 5	江口 (1921·1932)
九頭竜川	10	1 (10.0)		〃 (1935)
神通川	12	2 (16.7)	1	富山衛研 (1975)
〃	35	6 (17.1)	1 ～ 4	〃 (1975)
日本海	5	1 (20.0)	4	〃 (1975)
北海道目名川	24	9 (37.5)	1 ～ 6	関 (1975)
〃	17	5 (29.4)	1 ～16	〃 (1975)
北海道斜里	40	1 (2.5)		大林ら (1975)
〃 目名川	29	7 (24.1)		〃 (1975)
〃 紋別	7	1 (14.3)		〃 (1975)
〃 目名川	22	1 (4.5)		〃 (1976)
神通川	54	5 (9.3)	1 ～ 3	吉村ら (1976)
河川産	18	6 (33.3)		千葉ら (1977)
海　産	15	1 (6.7)		〃 (1977)
秋田県能代	28	7 (25.0)		大島ら (1977)
新潟県直江津	29	10 (34.5)		〃 (1977)
青森県小泊	18	5 (27.8)		〃 (1977)
三陸海岸釜石	19	3 (15.8)		〃 (1977)
北海道寿都町	28	5 (17.8)	5 ～28	村田ら (1978)
青森県大畑町	18	5 (27.8)	5 ～18	〃 (1978)
秋田県八森町	20	6 (30.0)	6 ～20	〃 (1978)
〃 男鹿市	20	10 (50.0)	10～20	〃 (1978)
〃 象潟町	24	13 (54.2)	13～24	〃 (1978)
山形県酒田市	18	10 (54.1)	20～37	〃 (1978)
新潟県両津市	9	9 (22.2)	2 ～ 9	〃 (1978)
富山県黒部市	14	5 (35.7)	5 ～14	〃 (1978)
青森県	60	1 (1.7)	30	山口ら (1978)
秋田県能代	84	27 (32.1)	1 ～ 8	影井ら (1979)

例は、一九八四年頃から増加傾向にあり、北海道の本症患者数は三九〇例以上にも達しようとしています（並木、一九九三）[23]。さらに、一九九〇年から一九九一年に青森県の北海道出身者または滞在者の肝臓と胸・腹腔内に多数の嚢包性腫瘤を認められた多包虫症患者二症例が報告され（稲葉ら、一九九二）[24]、累計で二二例となりました。

本症は、ほぼ北海道全域に分布し、ブタの肝多包虫症が一〇万頭中一七四頭から見つかったと報告（Sakui *et al.*, 1984）[25] されるなど、公衆衛生上深刻な問題となっています。その後、野生動物を介して本州への伝幡も強く懸念されているなかで、平成十一年に青森県の一養豚場の二頭から肝多包虫が見つかったことが報じられています。

このほか、ヘビ・カエル・シャモ・地鶏肉の生食により感染し、眼結膜からマンソン裂頭条虫の幼虫（マンソン孤虫）が外科的に摘出された例が二九例、その他、一四八例以上の報告（影井、一九八九）[26] もあり、全国的な広がりを見せています。

また、我が国では六〇年ぶりと言われる二例目の芽殖孤虫症が一九八八年に報告されると、その後四例の症例が相次いで報告されています。芽殖孤虫は、マンソン裂頭条虫の幼虫が化学物質か何かの影響により、退行性の変性を受けて、人体内で発芽しては増殖してゆくという奇妙な虫で、南アメリカなどでは、イヌからも見つかっています。

(e) 顎口虫症

ドジョウ、ライギョ（カムルチー）などの生食または踊り食いによって、皮膚爬行症を引き起こ

表 8·8 多包性エキノコックス症の一次および二次検診受診者数と陽性者数

年度	一次		二次		
	受診者数	陽性者数	受診者数	新規要観察者数	陽性者数*
1987	82,775	283	833	305	4
1988	71,351	179	704	123	4
1989	80,710	95	501	102	5
1990	96,152	183	510	141	10
1991	89,896	206	534	140	3
1992	90,805	220	566	202	4
1993	80,579	135	538	93	3
1994	64,084	156	441	85	7
1995	83,863	169	446	114	4
1996	69,506	120	461	82	1
1997	72,801	108	360	81	3

一次検診での陽性者全員を要観察者とし，それに従来の要観察者と患者を加え，二次検診で継続して経過を追っている。
＊ 検診によって発見された新規患者数。

（北海道エキノコックス症対策協議会）

表 8·9 北海道での多包虫流行状況

	調査年	検査数	感染数	感染率(%)
終宿主				
キタキツネ	1955～	20,515	3,106	15.1
イヌ	1995	9,792	98	1.0
ネコ		91	5	5.5
タヌキ		47	1	2.1
中間宿主				
野ネズミ類	1992	1,204	4	0.33
	1993	2,465	187	7.6
	1994	1,333	83	6.2
	1995	780	55	7.1
ブタ	1993	1,100,000	1,556	0.14
	1994	1,070,000	2,332	0.22
	1995	1,030,000	2,587	0.25
ウマ	1993	1,092	9	0.8
	1994	1,418	0	0
	1995	1,900	1	0.05

（北海道エキノコックス対策協議会資料より）

す顎口虫症は、戦時中にはライギョを原因食とする、有棘顎口虫が主流でした。

一九八〇年以降、中国、韓国、台湾などからドジョウが輸入されるようになって、これまでの原因食や虫種とは異なる、剛棘顎口虫による症例報告（赤羽、一九九〇）[27]が二年間で四七例以上あり、マスコミで注目を集めました。

輸入ドジョウからの顎口虫の幼虫検出状況は表8・10に示すように、一九八〇年代には、中国、韓国および台湾産の輸入ドジョウの二ないし一八％に見いだされています。ドジョウ一尾当たりの寄生数は一から二二〇虫体とまちまちです。

度重なる報道キャンペーンの効果が上がり、輸入ドジョウの踊り食いが自粛されたせいか、その後の発生はあまり伝えられていません。しかし、我が国に古くから分布している、ブタ・イノシシを終宿主とするドロレス顎口虫症は宮崎県で一七例、大阪と愛知で各一例の症例（Ogata *et al.*, 1988）[28]、次いで、マムシの生食による原因食が明らかな一症例が三重県で報告（安藤ら、一九九三）[29]されています。

加えて、イタチを終宿主とする日本顎口虫症が、三重県で二例、岡山県で一例（Ando *et al.*, 1988, 1991）[30]、青森・秋田両県では、皮膚爬行症を主訴とする本症六例が報告（神谷ら、一九九三）[31]されており、いずれもドジョウの「踊り食い」が原因とされています。なお、青森県小川原湖産のドジョウから本幼虫が見いだされています。

東京都立衛生研究所の調査では、中国浙江省・江蘇省・南京産の輸入ドジョウから、剛棘顎口虫

表8·10　輸入ドジョウの顎口虫幼虫寄生状況

産　地	陽性率（被検数）	寄生数	報告者
台　湾	10.2%（343）	6.6	西村ら，1982
	0　（ 25）		村田ら，1984
韓　国	11.8　（178）	6.0	西村ら，1982
	18.0　（ 80）	2.9（1～　6）	坪内ら，1982
全羅南道	0　（170）		村田ら，1984
中　国	10.0　（259）	7.6（　～220）	西村ら，1982
	2.6　（ 70）	6.5（6～　7）	坪内ら，1982
北京	12.1　（ 30）	2.5（1～　7）	赤羽・真，1984
南京	6.0　（100）	19.0（1～ 77）	〃
南京	0　（260）		村田ら，1984
蘇州	3.9　（101）	3.6（1～　8）	〃
	2.6　（ 75）	2.0（1～　3）	〃
	5.1　（533）	4.6（1～ 29）	吉村ら，1984

表8·11　各種魚類の顎口虫幼虫寄生状況

魚　種	被検魚数	陽性魚数（%）	場所	報告者
カムルチー	1,246	1,002（80.4）	九州	宮崎　（1963）
〃	14	10（71.4）	香川	山口ら（1954）
ライヒー	111	16（14.4）	本州	宮崎　（1963）
〃	37	3（ 8.1）	熊本	磯部　（1972）
ナマズ	48	12（25.0）	九州	宮崎　（1963）
〃	150	67（44.7）	香川	入江　（1958）
ドジョウ	291	210（72.2）	九州	宮崎　（1963）
〃	10	2（20.0）	香川	山口ら（1954）
〃	267	15（ 5.7）	〃	入江　（1958）
ドンコ	95	4（ 4.2）	九州	宮崎　（1963）
〃	109	23（21.1）	香川	入江　（1958）
ウナギ	33	10（30.3）	九州	宮崎　（1963）
〃	25	1（ 4.0）	香川	入江　（1958）
ハゼクチ	94	1（ 1.1）	九州	宮崎　（1963）
フナ	104	1（ 1.0）	香川	入江　（1958）
ライギョ	18	3（16.7）	愛知	影井　（1965）
〃	4	0（　0）	香川	〃　（1974）

の幼虫を一尾当たり平均〇・一二から〇・二九隻見いだしていますが、中国大連、韓国、台湾、日本（新潟・静岡・茨城・秋田）産のドジョウからは、剛棘、ドロレスおよび日本顎口虫のいずれの幼虫も検出していません。しかし、これらの報告から国産ドジョウは、必ずしも安全とは言えません。

やはりゲテモノ食いや踊り食いは戒めるべきものと言えましょう。

(f) 肺吸虫症

古くから我が国に分布する肺吸虫には、ウェステルマン肺吸虫、宮崎肺吸虫、大平（おおひら）肺吸虫など五種類が知られています。一九七〇年以前には人体症例として、モクズガニを使った「おぼろ汁」をつくる際の調理器具に付着した、幼虫（メタセルカリア）の誤飲によるウェステルマン肺吸虫症しか知られていませんでした。

その後、本来イタチ・テン・タヌキなどの野生動物を終宿主とし、サワガニを第二中間宿主とする宮崎肺吸虫の生活環と人体症例が全国各地で報告（影井、一九八三）[32] されるようになり、合わせて六〇ないし七〇以上の症例が散発的に発生しています。各地のサワガニの調査成績では、サワガニにはウェステルマン肺吸虫と宮崎肺吸虫の両種感染が成立していることが明らかとなりました。

再び鳥取県でサワガニ（矢崎ら、一九九〇）[33]、また九州でイノシシ肉（宮崎ら、一九七六）[34] の生食によるウェステルマン肺吸虫症の発生が報告され、イノシシも待機宿主・感染源として注目されるようになってきました。

東京都立衛生研究所のサワガニからの宮崎肺吸虫・メタセルカリアの検出率は、一九九一年のま

表 8・12　最近10年間の我が国における肺吸虫症患者の報告例

年　度	ウェステルマン肺吸虫症	宮崎肺吸虫症
1986	51 (内 40 例は昭和 56～60 年の症例)	15
1987	11	4
1988	26	4
1989	15	5
1990	15	3
1991	11	3
1992	16	3
1993	17	8
1994	23	4
1995	6	2

（医学中央誌より）

とめによると、高知県四万十川産が一・五から一五・九％、愛知県南説楽産五・五％、静岡県金谷産一六・三％、同天竜川産〇から一三・三％、都田川産四・一から八・〇％、宮崎県宮崎市産〇％を示しています。

一九八四年には、長崎県湯江産サワガニ七・一から一〇・五％、愛知県鳳来町産六・八から一六・一％、静岡県浜松産二・〇から一〇・七％、同引差町産〇・一から二・〇％、金谷産二・七から一四・六％、川根町産二・三から二五・〇％、静岡市と沼津市産〇％を示していました。このように、一九八四年と一九九一年の同一地域の寄生率を比較しても差がないことが明らかで、サワガニの汚染状況は変わりませんでした。

(g) 消化器系の吸虫類

タナゴ・モツゴなどコイ科の淡水魚から感染する肝吸虫、アユ・シラウオ・ウグイから感染する横川吸虫、ボラなど汽水魚（きすいぎょ）から感染する有害異形吸虫、アリから感染する槍形吸虫が知られていますが、日本寄生虫予防会の統計[35]によると、肝吸虫卵は昭和五十七年の六八例を最後にその後は検出されていません。

しかしながら、横川・異形吸虫は全国で、昭和五十一年に一一、一〇七、五十二年に一一、一四六、五十三年に七、六二三、五十四年に七、二七九、五十五年に七、九〇二、五十六年に七、一六二例と高寄生率を維持し、五十八年以降二、〇〇〇例台に推移しています。

昭和六十年の統計では、予防会が二、三一六、厚生省が一、七三六（内秋田県一、一二〇）例を示し、その後、平成元年以降、予防会統計が九八四、八六五、七八七、厚生省統計では三七一、八一八、一、〇九四と推移してきております。平成四年においても、予防会の六八八例（内秋田県四〇八）の陽性数に厚生省統計七一四例を加えると、およそ一、〇〇〇例の虫卵陽性者を毎年維持していることになります。

表 8·13　検出された寄生虫卵（人間ドック受診者）

寄生虫名	年度					計
	1991	1992	1993	1994	1995	
横川吸虫	2	5	6	28	24	65
ランブル鞭毛虫	4	7	3	8	5	27
肝吸虫	1	3	8			12
鞭　虫		1		1		2
回　虫				1		1
大腸アメーバ	1					1
人肉胞子虫				1		1
日本海裂頭条虫					1	1
不　明				1	1	2

（三井記念病院データ）

一九九〇年以降、三井記念病院の人間ドックで検出される寄生虫の陽性率は、最初に〇・八％だったのが年々増えて、一九九八年には一一・八％にのぼりました。そのうち、五六％が横川吸虫卵で、二位がランブル鞭毛虫（ジアルジア）二三％、三位が肝吸虫一三％でした。これら三種の寄生虫割合の合計は実に九二％に当たり、回虫と鞭虫がそれぞれ一％

と二％を占めます。この病院の人間ドックを利用される方は、料金が通常のドックより割高のせいもあって、どちらかというと、ハイクラスの重役さんタイプが多いのだそうです。当然のことながら、高級料亭や郷土料理店などを利用する機会の多い方々とお見受けしますので、鮮魚・活魚料理や、シラウオの生食およびシラスなどの「躍り食い」の機会にも恵まれたことと思います。

そこで、都内に流通する魚介類のうちで最も生で食べられているシラウオに着眼して、横川吸虫のメタセルカリア（幼虫）の調査をこの二年間行ってきました。北は北海道から西は島根県に至る名だたるシラウオの産地から、東京に入荷するものについて、水揚げ地別に調べた結果、数箇所のシラウオから幼虫が検出されました。しかし、シラウオの全てが汚染されているわけではなく、昔から寄生率の高い、茨城県霞ヶ浦産のものだけが高率で、しかも一尾当たりの感染虫数が極めて多い生産地として特定できました。この産地のシラウオは出荷量も多く、大衆的な飲食店にも出回っておりますので、お寿司屋さんの軍艦巻きなどに重宝しています。また、酢醤油でツルリと食べる調理法も一般的に行われています。その結果、三井記念病院における人間ドック受診者の横川吸虫陽性率の急増に代表されるように、かなりの消費者にも不顕性の感染者が出ていると思われます。心配な方は、大学病院などで集卵法による検便を受けていただきたいと思います。

感染源対策として、「シラウオの産地表示を行わせる」、「シラウオのパックに加熱調理用のシールを貼らせる」など、行政側としての対策を目下検討中です。

(2) 山野草・ゲテモノから感染する寄生虫症

カタツムリとアリを介して感染し、本来ヒツジ・シカなど草食動物の胆道で成虫となる槍形吸虫卵が年に一例程度検出されています。このほか、本来ウシの寄生虫である肝蛭（かんてつ）の人体寄生例が、兵庫県で三例（児玉ら[36]、一九九二）、長野県で二例（大島[37]、一九八九）が報告されており、東京都立衛生研究所で同定を依頼された、中野区の日本語学校就学生検便でも肝蛭卵が一名から見いだされております。

このように、海外から持ち込まれる寄生虫症もあるのですが、国内でも、春の七草など食べられる野草採取がブームを呼んでいますので、セリ、クレソンなど水田や放牧地付近の水辺の野草を採取して、サラダで食べる時には茎のあたりに付着物があるかどうかに注意する必要があります。

アフリカマイマイ・ナメクジから感染する広東住血線虫症（カントンじゅうけつせんちゅうしょう）は、沖縄一九例、鹿児島・徳島・高知・島根・静岡・神奈川・東京の各地で八例、計二七例の報告（堀[38]、一九九〇）がなされています。食用ガエルやテナガエビの生食によっても感染が成立し、近年食用として輸入され、西日本で植物害虫として問題となっているスクミリンゴガイ・ジャンボタニシからも本虫が見いだされています。

この幼線虫に感染すると髄膜脳炎を起こして、重篤なてんかん様症状を伴い、幼児では死の転帰を迎えることもありますが、大人では強烈な偏頭痛を起こすだけで、多くは対症療法だけで治ります。

終宿主はドブネズミとクマネズミで、普通のイエネズミやハタネズミからは成虫は見つかりません。この線虫の分布は日本全国に及び、すでに土着しているので、陸生・淡水生の貝類、カタツムリ・ナメクジ、淡水産のカワエビなど無脊椎動物を生で食べたり、または調理中に手指の傷口から感染することもありますので、注意が必要です。

私たちの調査では、小笠原諸島に増殖しているアフリカマイマイの本虫寄生率は、父島では、一九八四年に平均三四・六%、母島では四一・一%と高率で、約一〇年前の調査成績より、さらに増加傾向を示しており、食用にしないよう保健所を通じて指導しています。

(3) 食品汚染により感染する寄生虫症

(a) イヌ・ネコ・ブタ回虫の幼線虫移行症

一九五〇年ワイルダーは、網膜膠腫(こうしゅ)で摘出された眼球四六例中二四例から、イヌ回虫の幼虫の断端を病理標本で確認し、その後、世界各国で二、〇〇〇例近くの本幼虫による幼線虫移行症例が報告されています。

これまで、我が国では約四〇例ほどの症例が知られていましたが、そのうち八例がイヌ・ネコ回虫の幼虫に対する抗体陽性とされ、そのうち一例の病理標本から幼虫の断端が見いだされているにすぎません。感染源としては一八例のうち一一例が、シャモまたはウシの肝臓を生食したと述べており、注目を集めています。また、眼球移行が疑われた症例は一八例中二例で、肝臓移行が疑われた症例は一八例中九例と、半数に肝臓移行が認められています。東京都[39][40]を始め、全国各地の公園、学校、幼稚園の砂場からの虫卵検査が一斉に行われた[39][40]結果、約二〇から五〇％台の陽性率を示しています。

都市部の砂場は、農村部より汚染状況が悪化しているとの宇賀[41]の報告もあります。都市の密閉されたコンクリート構造により、ペットの排便場所が限定され、またマンションなどにおいてペットの同居が禁止されている場合が多く、放置ネコや捨てネコを助長し、しかも、外での餌付けや残飯ゴミが得やすい都市環境がイヌ・ネコの回虫卵汚染を増悪させていると理解されています。しかしながら、我が国における本症の発生状況は、これまで小児症例が八例中六例ほど報告されていますが、一九九三年に、辻ら[42]が報告した成人における血清検査で、本症陽性者は四九〇例中六六例で、小児例は数パーセントと低く、しかも、幼児の抗体調査では、砂場でよく遊ぶグループと遊ばないグループとの間に有意差が認められませんでした。

また、先に述べたように眼球移行が疑われた症例は一八例中二例と少なく、肝臓移行が疑われた症例は九例と多かったことから、我が国では欧米に比較して、ペットとの濃密な接触頻度が低く、直接接触感染または砂場からの間接的感染というよりも、イヌ・ネコの糞便に汚染された飼育環境で育った地鶏・シャモなどの生肉や生の内臓を摂食

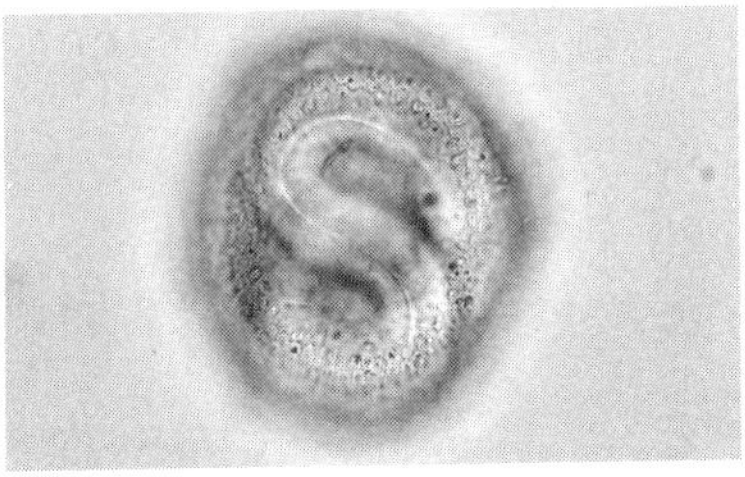

写真 8・1 ネコ回虫卵(幼虫抱蔵卵)(×400)

した方が、危険性が高いと思われます。現在、効果的な対策が見いだされていないので、今後とも細心の注意を払わなければならないと思います。

当面の対策としては、まず、砂場近くに手洗い場を設置して、手足の洗浄とうがいの励行、小規模の砂場を夜間シートで覆うこと、ペットの定期的な検便と駆虫を行うこと、ペットブリーダー以外の避妊手術の奨励および助成を行うこと、捨てネコの防止および餌付けを自粛すること、砂場の清掃と表層砂と深層砂の掘り返しによる、太陽光・紫外線暴露を十分に行うことなどが考えられます。新しく砂を入れ替えても、数ヶ月のうちに元の汚染状態にもどってしまうので、経費がかかる割には有効な手段とは言えません。

特に、厨房付近では、残飯漁りの野良ネコの糞便が、野菜などの食材を汚染することもありますので、生ゴミの始末などに注意が必要です。

さらに、ブタ回虫の人体幼線虫移行症は、九州の黒豚養豚が盛んな地域で一七例ほど報告されておりますので、養豚場の屎尿処理が適切に行われずに、環境を汚染すると間接的に生食野菜に虫卵が付着して、感染の機会が増えることになります。

農林水産省は、家畜の屎尿の堆肥化・再利用に関する法律を定め、水質汚濁防止法との整合性を図ってゆく方針です。

表 8·14 水道によるクリプトスポリジウム症集団発生事例

年	場 所	暴露人口	感染者数	原 水	浄水方法	原 因(推定)
1983	イギリス Cobham, Surrey	不明	16	湧水	緩速ろ過＋ 塩素消毒	不明
1984	アメリカ テキサス州 Bruan, Station	5,900	2,006	地下水	塩素消毒のみ	下水汚染
1985	イギリス Cobham, Surrey	不明	50	湧水	緩速ろ過＋ 塩素消毒	不明
1986	イギリス Sheffield, S.Yorks	不明	84	表流水	不明	豪雨によるウシ糞便の流出
1987	アメリカ ジョージア州 Carrollton	32,400	12,960	表流水	通常処理*	処理不十分
1988	イギリス Ayrshire	24,000	27	不明	不明	牛舎排水汚染
1989	イギリス Swindon と Oxfordshire	741,092	516	表流水	通常処理*	逆洗水の再利用，原水のウシ糞便汚染およびオーシストのろ過池からの漏出
1989-90	イギリス Humberside	不明	不明	不明	不明	不明
1990	イギリス Lock Lomond	不明	147	表流水	不明	不明
1990-91	イギリス Thanet 島	177,300	47	表流水	通常処理*	処理不十分
1991	アメリカ ペンシルベニア州 Pennsylvannia	不明	551	地下水	塩素消毒のみ	処理不十分
1992	アメリカ オレゴン州 Jackson	160,000	15,000	湧水/表流水	通常処理*	ウシの汚物による原水汚染および処理不十分
1993	アメリカ ウィスコンシン州 Milwaukee	1,600,000	403,000	表流水	通常処理*	原水の汚染源は不明，処理不十分

＊ 通常処理：凝集沈殿＋ろ過＋塩素消毒。

(平田ら：日本水道協会雑誌，64 巻，12 号(1995))

(4) 水系または食品媒介の原虫症例

(a) クリプトスポリジウムによる集団下痢症

我が国における、クリプトスポリジウムの水系感染による集団下痢症の突発例としては、一九九四年に神奈川県平塚市の飲食店が雑居するビルで、四六五名の発生がありました。次いで、一九九六年に埼玉県越生町の町営水道を介して、八、八〇〇名を越える大規模なクリプトスポリジウムによるアウトブレークが発生しています。

実は、私もその被害者の一人で、我が家が越生町の下流数キロメートルにありまして、越辺川の伏流水を原水とする団地の水道を利用しています。時を経ずして、家族の間で何となく、下痢っぽい日が続いて、最後に私が水様の激しい下痢にみまわれました。

わが家では、それまで蛇口につける浄水器はつけていませんでしたし、水だしの麦茶をいつも飲んでいました。ある時、変な臭いがするといって、誰も飲まないポットが残っていましたので、私が全部飲んでしまったのです。もったいないと思う気持ちが仇となり、その日から約一週間、ゴロゴロ、シャーの繰り返し、ひどい時には、夜昼の別なく、二時間おきに激しい下痢が続きました。それほど腹痛が激しい訳でもなく、発熱もしません。ただ、ゴロゴロ、シャーが続くのです。越生の事件もあって、ある程度回復してから、研究所に出勤して自分の便を検査したところ、なんと綺麗なクリプトスポリジウムのオーシストが見つかったではありませんか。そんなこともあって、最寄りの保健所に連絡して水質検査をしてもらいました。大分日が経っていたために、その時の成績

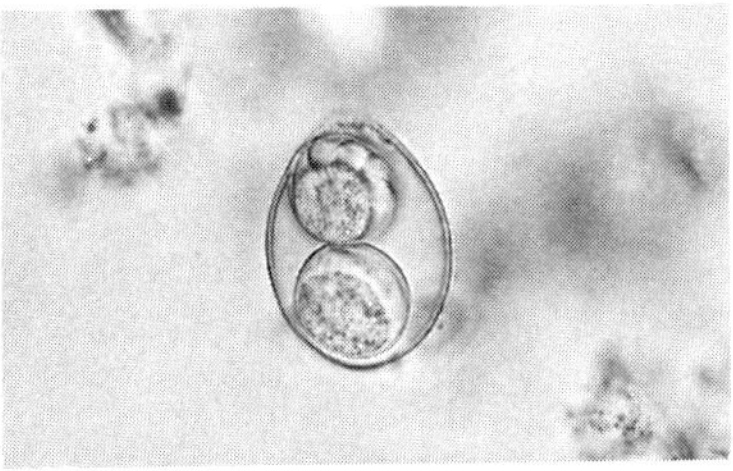
写真 8・2　砂場から検出されたトキソプラズマ成熟オーシスト

は陰性でした。それ以後、蛇口には中空糸膜製の浄水器を取り付けて、麦茶はお湯だしに改め、どうにか今は、快適な暮らしを取り戻しています。

食品媒介によるクリプトスポリジウムの発生は、未だ我が国では報告されていませんが、アメリカでは、一九八七年十二月にワシントン州スポキャンの某レストランで、調理済み仕出しによる宴会料理を食べて下痢をした、一〇人中八人から本オーシストが検出されています。MMWR（疾病率・死亡率週報（CDC）、四七巻、五六五-七、一九九八）の情報によりますと、未洗浄の生のグリーンオニオンをサラダに用いており、これが原因食と推定されています。調理に関わった従事者の一四人中二名からも本オーシストが見いだされていますが、いずれも同一料理を食べたものでした。同地域に同一症例があったかどうかについて調査しましたが、このバンケット料理を食べた者以外には、下痢症の発生は見られませんでした。これまでのアメリカにおける症例報告は、一九九三年と一九九六年の二度にわたるアップルサイダー事件、一九九五年のチキンサラダによるクリプトスポリジウム集団発生例があり、この事例は四例目に当たります。

(b) トキソプラズマ症

一九六〇年代に、トキソプラズマの母子間感染による死・流産、水頭症などが問題になったことがありました。しかし、成人ではほとんど不顕性感染で、抗体価だけが上がりますが、一般健康人でも、約二〇％が抗体陽性で、加齢およびペットや動物との接触頻度により、陽性率が高くなると言われています。妊産婦は、特にペットとの濃密な接触と豚レバーの生食さえ避ければ問題はありません。

ネコの抗体調査でも二〇％台の陽性率を示していますが、六ヶ月齢までの子ネコの検便によって、本虫のオーシストを検出できる率は数パーセントとかなり低く、その後は自然獲得免疫によって、オーシストの排出はなくなりますので、自然環境中からのオーシストの検出は極めて困難です。また、ネコのオーシストを誤って手指から経口感染した場合に、蕁麻疹（じんましん）様の皮疹と発熱など全身性の症状が現れることがあります。

平成十二年の東京都の動物保護相談センターの抗体調査で、イヌ・ネコ共に四・二％の陽性率を示しているものの、感染初期に現れる抗体は認められていません。

過去二〇年近く、と場搬入ブタのトキソプラズマ症は皆無で、若いと畜検査員では、本症を実際に経験した者は全くいません。一九六〇年代のブタコレラとブタトキソプラズマ症の流行時に行った撲滅作戦として、ワクチン接種の徹底と、さらに、ネコと接触できない完全な隔離豚舎の建設に力を入れた結果、それほどまでに成果を上げました。

アメリカでは、今でもブタの放牧飼育が行われているため、野生動物やペットとの接触が容易で、相変わらずトキソプラズマ症は流行しており、クリントン大統領の「農場から食卓までの食品安全のための二十一世紀戦略」の一項目に組み込まれています。民族性の違いによる、自家製の生ハム

やソーセージ、肝臓や腸詰めの薫製品などからの感染および加熱不十分の調理法によるパテやペーストが問題なのと、エイズ患者の日和見(ひよりみ)感染による重症化の問題が、我が国の実状とは全く異なっているからでしょう。

(c) 赤痢アメーバ症

赤痢アメーバ症は、海外渡航者による輸入症例がある一方、国内感染が広まり、主に同性愛者間に感染ルートがあるとする統計も見られます。

最近、香川県で発生したブタのアメーバ症の報告（野崎ら、一九九三）[45]もあり、ヒト↓ブタ、ブタ↓ヒトへの感染の可能性が懸念されています。この報告では、形態学的に赤痢アメーバと一致していますが、ヒトの赤痢アメーバと同一であるのか否かが注目されています。赤痢アメーバ抗原に対する抗体陽性率は母豚で七・七％（三九例中三例）、肥育豚で三七・五％（一六例中六例）、抗体価は一六〇から三二〇倍と強陽性を示したと報告されています。イヌ・ネコ・ブタ回虫の幼線虫移行症と共に、養豚業者間に流行する恐れがあるかどうかが、注目されています。

私の従兄弟の例ですが、定年を迎えてシルクロードの一人旅を思い立ち、中国からエジプトまで、極力陸路で旅をしました。バスを乗り継ぎ、ある時は民家に泊めてもらったり、またあるときは現地の人々が利用する安宿を利用して、現地の水を飲み、食事をして旅を続けました。出発時には、七五キログラムは超えていた体重が、一〇キログラム以上減量となって成田空港にたどり着きました。途中、インドの旅で、のどがカラカラとなって、やむを得ず生水を飲んだのだそうです。案の

定、しばらくするとお腹がゴロゴロして、下痢をしました。まずかったかな、とは思ったそうですが、我慢して旅を続けたところ、けっこう我慢強いというか、しぶとい体質で、一応下痢は短期間で治まったそうです。

帰国後、私に旅の一部始終を語ってくれましたが、一〇キログラム以上の体重減が気になりましたので、近くの病院で検診を受けるよう勧めました。予想したとおり、赤痢アメーバ症と診断され、即刻隔離入院させられてしまいました。一昨年（一九九八年）のことで、旧伝染病予防法が適用された、ことによると、最後の患者であると思います。なぜなら、二〇〇〇年の四月からは、感染症新法では、細菌性赤痢と赤痢アメーバは切り離され、赤痢アメーバ症では、隔離入院の必要がなくなり、通院による治療でよくなったからです。

私の三〇年間の経験では、赤痢アメーバ症と診断された患者家族や接触者・関係者の検便で、家族間や関係者間の感染は、一度もありません。むしろ、患者の性癖をしつこく聞きただした結果は、ホモ・同性愛の人の間のほうが、感染の広がりがあることが報告されています。なんでも、フランスの男娼の五〇%から赤痢アメーバが検出されたとの記録もあって、同様に、世界各国の調査成績も、数十パーセントだそうですから、先進国では、肛門性交による経口感染の危険性は、食物や水から感染するより、遙かに高いと言われています。先進諸国では、外国のスキー場の簡易水道の水から感染した例もありますが、ジアルジア感染症も赤痢アメーバと同様に「性感染症」として、確実に広がっています。

従兄弟の例では、家族や関係者間には全く広がらなかったことから、その面でも一応安心しました。

文献

(1) 山浦 常：健康と環境、*LICHIT LEBEN LIEBE*, No.2, 82-87(1988)(財)東京顕微鏡院
(2) 杉山秀徳ら：感染症、二三巻、一号、一三-一六(一九九三)
(3) 小林 忍ら：感染症、二三巻、一号、一七-三〇(一九九三)
(4) 池田正幸ら：東京都衛生局学会誌、八四号、一四〇-一四一(一九九〇)
(5) 広川 渉ら：予防医学ジャーナル、二八四号、一六-二三(一九九三)
(6) 盛・池谷ら：日本獣医師会雑誌、四九巻、四六七-四七〇(一九九六)
(7) 大友弘士：*MEDICO*, Vol.21, No.10, 28-30(1990)
(8) 土田哲也ら：臨床皮膚科、四三巻、一三号、一一七五-一一八〇(一九八九)
(9) 影井 昇：最新醫學、四四巻、四号、七八一-七九一(一九八九)
(10a) 目黒克巳：「胃アニサキス症の集団発生について」、静岡県衛生部、一九-三三頁(一九八二)
(10b) 津田純朗ら：日本消化器病会誌、八五巻、臨時増刊、二一三〇(一九八八)
(11) 山下行博ら：*Gastroentero, Endoscopy*, Vol.30, 3092-3098(1988)
(12a) 安藤由紀男ら：寄生虫学雑誌、四一巻、一号、(補刷)、八一(一九九二)
(12b) 加藤桂子ら：寄生虫学雑誌、四一巻、五号、四二五-四三〇(一九九二)
(13) 神田千瑞枝ら：日本獣医学雑誌、四六巻、八号、七〇四(一九九三)

(14) 唐沢洋一：モダンメディシン、六月号、二九-三二（一九九三）朝日新聞社

(15) 加藤桂子ら：第五三回日本寄生虫学会東日本大会講演要旨、三四頁（一九九三・一〇月）

(16) 影井　昇：寄生虫学雑誌、四二巻、増刊号、八三（一九九三・四月）

(17) TAKAO OKAZAWA *et al.* : *Jpn. J. Parasitology*, Vol.42, No.4, 356-360 (1993)

(18a) 川田和昭ら：第五三回日本寄生虫学会東日本大会講演要旨、三三頁（一九九三・一〇月）

(18b) 堀　渉ら：第九回地方衛生研究所全国協議会関東甲信静支部細菌研究部会（演題抄録）（一九九七・二月）

(19) 鈴木了司ら：寄生虫学雑誌、四一巻、増刊号、一三〇（一九九二・四月）

(20) 山浦　常ら：東京女子医科大学雑誌、六〇巻、一二号、七五-七九（一九九〇）

(21) 高田伸弘ら：寄生虫学雑誌、四二巻、増刊号、一〇三（一九九三・四月）

(22) 影井　昇：モダンメディア、二八巻、一〇号、五一八-五三八（一九八二）

(23) 並木正義：寄生虫学雑誌、四二巻、増刊号、三二（一九九三・四月）

(24) 稲葉孝志：寄生虫学雑誌、四一巻、増刊号、八一（一九九二・四月）

(25) MUTSUKO SAKUI *et al.* : *Jpn. J. Palasitology*, Vol.33, 291-296 (1984)

(26) 影井　昇：最新医学、四四巻、四号、八七七-八八三（一九八九）

(27) 赤羽啓栄：*MEDICO*, Vol.21, No.10, 5-7 (1990)

(28) KATSUMI OGATA *et al.* : *Jpn. J. Parasitology*, Vol.37, No.5, 358-364 (1998)

(29) 安藤勝彦ら：寄生虫学雑誌、四二巻、増刊号、一一七（一九九三・四月）

(30) KATSHIKO ANDO *et al.* : *J. Parasitology*, Vol.74, 623-627 (1988)

(31) 神谷春夫：寄生虫学雑誌、四二巻、増刊号、一一八（一九九三・四月）

(32) 影井　昇：*Medical Tribune*, 八月一一日号、一七-二〇（一九八三）、六月一一日号、四四-四七（一九九二）

(33) 矢崎誠一ら：米子医学雑誌、四一巻、四四五-四五一（一九九〇）

(34) 宮崎一郎ら：日本医事新報、二八一九号、四三-四八（一九七六）

(35) 予防医学ジャーナル：寄生虫予防会資料号、二一〇号、六二-六三（昭和六一年八月一五日）、二八五号、六〇-六一（平成五年八月一五日）

(36) 児玉和也ら：感染症学雑誌、六五巻、一二号、一六二〇-一六二五（一九九一）

(37) 大島智夫：最新医学、四四巻、四号、八五六-八六〇（一九八九）

(38) 堀英太郎：*MEDICO*, Vol.21, No.10, 31-34（1990）

(39) 永倉貢一：第五三回日本寄生虫学会東日本大会シンポジウム要旨、一七頁（一九九三・一〇月）

(40) 三宅　勉：東京都獣医師会・学術講習会資料、「犬・ねこの回虫卵による環境汚染実態について」、九-四四頁（平成三年一一月一日）

(41) 宇賀昭二：小動物臨床、八巻、六号（一九八九）

(42) 辻　守康：第五三回日本寄生虫学会東日本大会シンポジウム要旨、一五頁（一九九三・一〇月）

(43) 佐原啓二：日本獣医師会雑誌、四五巻、七号、五一一、資料、狂犬病等技術研修会記録（一九九二）

(44) 宇賀昭二：*MEDICO*, Vol.21, No.10, 11-13（1990）

(45) 野崎　宏ら：日本獣医師会雑誌、四六巻、六三九-六四二（一九九三）

(46) 山浦　常：寄生虫学雑誌、四二巻、四号、三六一-三六四（一九九三）

(47) 村田以和夫：月刊フードケミカル、五月号、七七-八七（一九九八）

(48) 村田以和夫：食品衛生学雑誌、三八巻、五号、二九一-三〇四（一九九七）

(49) 村田以和夫：都薬雑誌、一三巻、三号、四一-四七（一九九一）
(50) 村田以和夫：都薬雑誌、一九巻、二号、四一-四九（一九九七）
(51) 村田以和夫：ニューフードインダストリー、三一巻、一二号、五三-六三（一九八九）
(52) 村田以和夫・安田一郎：プロジェクト研究報告書、「漢方方剤および生薬の安全性・有効性に関する研究」―六味丸の安全性・有効性について―、一五五-一六八頁（平成五年三月）、東京都立衛生研究所編集・発行
(53) 村田以和夫・鈴木　淳・安田一郎：プロジェクト研究報告書、「漢方方剤および生薬の品質と生体作用に関する研究」―十全大補湯を中心として―、一三七-一四四頁（平成九年三月）、東京都立衛生研究所編集・発行
(54) 平田　強ら：日本水道協会雑誌、六四-一二（一九九五）

＊（47）～（53）は全体に関わる引用文献

参考図書

1 藤田紘一郎・村田以和夫編：寄生虫ハンドブック、第一版、サイエンスフォーラム（一九九七）
2 香川 綾監修：四訂食品成分表、女子栄養大学出版部（一九九五）
3 吉田幸雄著：図説人体寄生虫学、第五版、第二刷、南山堂（一九九七）
4 小島荘明編集：NEW寄生虫病学、南江堂（一九九三）
5 最新医学、全面特集特別号「今日の日本の寄生虫症・その特徴と対策」、四四巻、四号（通巻五一七号）（一九八九）最新医学社
6 板垣四郎・板垣 博共著：家畜寄生虫学、第一四回増刷、金原出版（一九八二）
7 藤田紘一郎著：笑うカイチュウ 寄生虫博士奮闘記、第二刷、講談社（一九九四）
8 藤田紘一郎著：体にいい寄生虫 ダイエットから花粉症まで、ワニブックス（一九九七）
9 藤田紘一郎著：恋する寄生虫 ヒトの怠けた性、ムシたちの可愛い性、講談社（一九九八）
10 藤田紘一郎著：獅子身中のサナダ虫、講談社（一九九九）
11 「科学朝日」編：モンゴロイドの道、朝日選書五二三、朝日新聞社（一九九八）
12 ニコルズ・フォックス著、高橋健次訳：食品汚染がヒトを襲う O157からスーパーサルモネラまで、草思社（一九九八）

13 浅井　隆・戦略経済研究所著：食料パニック、第二海援隊（一九九六）
14 奥本大三郎著：博物学の巨人　アンリ・ファーブル、集英社（一九九九）
15 豊田有恒著：空白の〝進化〟の歴史　人類以前　人類以後―ミッシング・リンクが森羅万象の謎を解く―、青春出版社（一九九八）
16 別冊歴史読本、特集よみがえる縄文の秘密、二一巻、四六号（一九九六）新人物往来社
17 ロバート・S・デソウイッツ著、藤田紘一郎監修、古草秀子訳：コロンブスが持ち帰った病気海を越えるウイルス、細菌、寄生虫、翔泳社（一九九九）
18 山崎正利著：花粉症アレルギーにはシソがいい、メタモル出版（一九九六）
19 イアン・ピアスン編、松井孝典監訳：マクミラン近未来地球地図、東京書籍（一九九九）
20 石崎　達編著：医寄生虫学（改訂版）六刷、第一出版（一九八五）

あとがき

NHKスペシャル、毛利衛さんのスペースシャトルからのハイビジョン中継で、水の惑星・かけがえのない地球の表情をつぶさに見ました。

漆黒の闇の中に、霞がかったように弧を描く、まるでオブラートに包まれたかのように見える、地平線の僅かなブルーの大気層。

真綿のようにまとわりつく白い雲、赤茶けたゴビ砂漠、レンガ色に輝く風紋も鮮やかなサハラ砂漠を縫うように流れるナイル川、点々と黒く見えるオアシス、アンデスやネパール・チベットのちっとも神々しくない、雪の結晶のようにギザギザに見える山脈の深い皺、灰色にくすんだカイロや東京の市街地、くっきりとした海岸線を描く地中海や相模湾・東京湾のコバルトブルー。

雲の切れ間にのぞく東京・山梨・千葉あたりの見慣れた地形、ぽつねんと白くたたずむ富士山、雪に覆われたロシア・ユーラシア・アラスカ・北米の大陸。アマゾンに残された森林伐採の四角な傷痕、灰色にたなびく焼き畑の煙、動くものはただ一筋の飛行機雲。

沈黙の球体・地球。日没の一瞬だけ見える黄金色に輝く地平の明かり。

「地球生命体・ガイア……」

私たち人類と生きとし生けるものの全てをはぐくむ地球環境は、泣きたくなるほど、そして、祈りたくなるほど、はかなく薄い。万物の霊長と豪語して来た人間の奢り。しかし、そこにだけ与えられた、生存環境は極めて薄く、脆く、はかない。私は、やはり、人類は地球のダニのような寄生虫だと思わずにはいられない。

「地球に優しい環境を作ろう」と言う標語は誰が考え出したのか知らないが、やはり「奢り」としか受け止めることができない。

本書では、食品を介して感染する寄生虫のアラカルトとして、数々の寄生虫について解説してきましたが、「寄生現象」の全般についても私なりの解説を加えたつもりです。

もう一度、私たちの社会を見渡して見れば、全部が全部とは言いませんが、「公務員は納税者の寄生虫」であったり、「政治家は選挙民の寄生虫」、「自衛隊は戦わない戦争の寄生虫」、「警察は犯罪者の寄生虫」、「女衒（ヒモ）は女郎（オンナ）の寄生虫」、「銀行員は預金者の寄生虫」、「富める者は貧者の寄生虫」、「エリートは選ばれなかった人の寄生虫」、「大学教授は学生の寄生虫」、「学生は親の寄生虫」などと、ならべたてたら際限がないほど、巷には寄生虫が満ちあふれていることに気付きます。

寄生虫を忌み嫌うのではなく、自らを謙虚に、寄生虫の一員であることを認めて、「一体これからどうしたらよいのか」、「どう生きれば良いのか」、「奪い取るだけではなく、他人に何を与えたら良いのか」、「共生はできるのか？　できないのか？」「慈しみ・いたわりという言葉は死語になってしまったのか」について、もう一度自ら問いかけ、寄生虫に学ぶ心が大切だと感じています。

本書出版の企画は、幸書房から、東京顕微鏡院の研究所長・伊藤武博士の推薦を経て、私に執筆依頼が伝えられました。

つたない知識と文章力で読者の皆様に、企画の意図がお伝えできたかどうか、いささか心もとない気がしないではないのですが、去年の暮れから、三ヶ月で急ぎ執筆致しました。寄生虫の世界は広く、奥深いものですから、通り一遍の解説本では、語り尽くせないものがあります。巻末に、できるだけ引用文献と引用図書を収録しましたので参考とされるよう希望します。

解釈の間違いや強引さがあったとしても、それは私なりの視点で書いたものですから、私の全面的な責任です。ご指摘いただければ、幸いと思います。

最後になりましたが、執筆の機会をくださり、企画、編集、校正、発行のために、多大な労を惜し気もなく提供してくださった、幸書房の夏野雅博出版部長、歴舎博視さんをはじめ、関係各位に心からの謝意を表します。

本書に実名で登場された先生方には、改めて、失礼がありましたら、どうぞ記念すべき初出版に免じて、お許しを請う次第です。

顧みますと、昭和四十五年に東京都立衛生研究所に採用されて、はや三〇年になろうとしています。昭和四十九年以来、寄生虫学に魅せられて、寄生虫一筋に調査研究を続けて参りました。この間に、我が国の寄生虫は絶滅の危機に陥り、「地球の絶滅種を救うためのＮＧＯ」にも参加したいが、参加できないもどかしさを感じておりました。

　医科大学の寄生虫学教室は、次々と看板を下ろし、熱帯医学教室や医動物学教室へと転じました。我が都立衛生研究所も例外ではなく、寄生虫研究室の閉鎖が検討された時期もありましたが、沖縄県出身でありました第二代目の所長・辺野喜正夫先生の並々ならぬ国際感覚にもとづく英断によって、今日まで寄生虫研究室を維持することができました。

　同僚からは、「何で今さら寄生虫」と言わんばかりの視線を浴びたこともありました。「化学物質は、規制すればゼロにもなるが、どっこい寄生虫は生き物だ。人間の奢りと隙を見つけて、やがて復活する日が来る」との信念で、少しでも生活に密着した寄生虫分野の研究を心がけて参りました。わがままで怠け者の私をずっと見守ってくださった、故大久保暢夫先生をはじめ、衛生研究所歴代の上司の先生方に改めてお礼を申し上げます。

　今は、鈴木淳主任と村田理恵研究員の後継者に恵まれ、大きな寄生虫から分子レベルまでの研究が展開されるようになりました。この二人の後継者の活躍にも、私に向けられた暖かなご支援と同様に、ご指導いただけますよう、心から願っています。

　平成十二年三月三十日

埼玉県鳩山町のまだローンが残るささやかなマイホームで

村田　以和夫

—著者紹介

村田以和夫（むらた いわお）

東京都立衛生研究所微生物部細菌第二科
細菌第二科長.

1944 年　名古屋市で生まれる.
1966 年　日本大学農獣医学部獣医学科卒業.
　　　　長野県農政部畜産課上田家畜保健衛生所勤務(～'68 年).
1968 年　日本大学大学院獣医学専攻科修士課程入学('70 年修了).
1970 年　東京都立衛生研究所微生物部細菌第二科勤務(ヒト結核・性病検査に従事).
1976 年　国立予防衛生研究所の研究生として，鳥類住血吸虫のセルカリアによる水田皮膚炎の調査および免疫血清診断法の開発研究に従事.
1980 年　国際協力事業団の日本・フィリピン医療技術協力事業で，1 年間レイテ島の日本住血吸虫研究対策プロジェクトに派遣され，住血吸虫症の酵素抗体法による診断と治療効果判定に関する研究に従事.
1996 年　微生物部副参事研究員・厚生省公衆衛生審議会食中毒部会委員.
　　　　厚生省クリプトスポリジウム等病原微生物対策検討委員会委員.
1997 年　国際協力事業団の専門家として，タイ国立水産試験所に派遣され，輸出水産物の寄生虫検査法について技術指導を行う(10～11 月).
1998 年　細菌第二研究科長として結核等呼吸器系感染症・性病・寄生虫症について統括.
　　　　現在にいたる.

研究発表・論文
　日本寄生虫学会，日本獣医公衆衛生学会，日本食品微生物学雑誌，東京衛研年報.
総　説
　寄生虫をめぐる最近の話題(*New Food Industry*)(1989)
　近年増加傾向にある寄生虫(食品衛生学雑誌)(1997)
　水系感染が予想される原虫症とその防除対策(月刊フードケミカル)(1998)
著　書
「食品寄生虫ハンドブック」(共編著，藤田紘一郎)(サイエンスフォーラム)
　環境衛生管理技術大系第 2 巻「有害微生物管理技術」(分担執筆)(フジ・テクノシステム)

ぜひ知っておきたい　食品の寄生虫

2000年7月10日　初版第1刷発行

著　者　村　田　以和夫

発行者　桑　野　知　章

発行所　**株式会社　幸(さいわい)　書　房**

東京都千代田区神田神保町1－25

電　話　東　京(3292)3061(代表)

振　替　口　座 00110-6-51894番

Printed in Japan 2000 ©

㈱平文社

ISBN 4-7821-0174-0 C 1077